中村きよみ
NAKAMURA Kiyomi

薬膳上手は生き方上手

35歳から始める生涯現役へのステップ

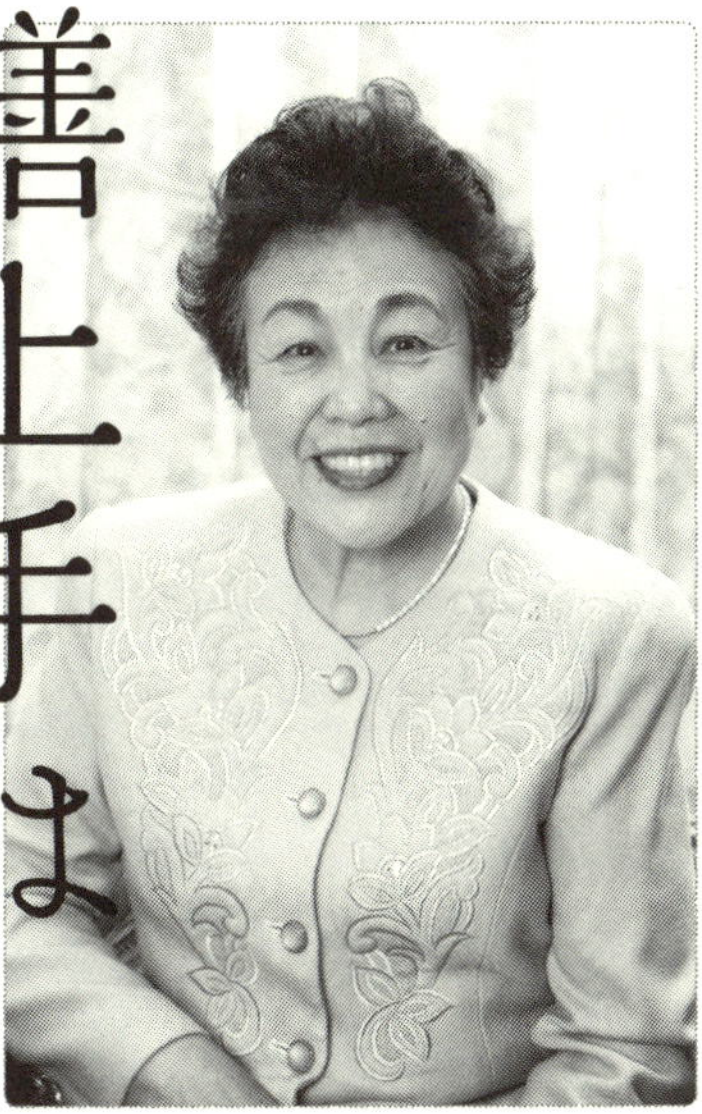

論創社

はじめに

私のスケジュール帳を見た人は、みなさん一様に「真っ黒ですね」と驚かれます。本当にこの年齢になっても予定がびっしり入っています。

その主なものは薬膳関係の会合や地方での講演、講義などなど。一日二四時間では足りないくらい飛び回っているにもかかわらず、からだも心も若い頃以上に充実し、自分よりもはるかに若いスタッフに「先生にはついていけません」と悲鳴をあげられる始末。自分ではごく当たり前に動いているだけなのに、周囲には元気でパワフルと映るようです。

私が小学生だった頃、日本は戦争をしていました。東京大空襲のときは命からがらで逃げ、その途中で多く人の死を目の当たりにしました。そのときの悲惨な風景が、私の生き方の原点になっています。

生きるとはどういうことなのか。青春時代はもちろん、結婚して専業主婦になってからも考え続けていました。そんなとき中国料理と出会い、そこから漢方、中医学、薬膳と中国伝統医学の奥深い世界へと誘われ、気がつくと日本における薬膳の普及団体である日本中医食養学会の指導者のひとりになっていました。

私の周りには薬膳を学ぶ若い女性たちがたくさんいらっしゃいます。ところが、溌剌元気な方は少数で、どちらかというと不調を訴える方のほうが多いのです。中医学では二〇代は体力、気力的に最も充実し、女性がいちばん輝いて見える時期。古代の医学書『黄帝《こうてい》内経《だいけい》』にもそう書かれています。ところが、現代は外側の美しさを求める風潮が若い女性たちには特に強く、無理なダイエットでからだに負担をかけているケースが多いのです。手足が冷たい、生理不順、肌のトラブル、頭痛など、切々と訴える彼女たちを見ていると、私までつらくなってきます。

加えて現代はストレスの多い時代です。内臓はストレスから大きなダメージを受けやすいのです。内臓の機能が低下すると、心も軋み始めます。逆に心に負担がかかると、内臓もバランスをくずします。五臓六腑と心はつながっているからです。

現代のように心の病が多いときは、体内環境も悪化しているということです。今こそ本当の美しさとは何か、真剣に考える時期にきていると思います。美しさとは何かと聞かれたら、私は迷わず答えます。「健康であること」、それがいちばん美しいのです。

世の中には若い頃は目立たなかったのに、四〇歳を過ぎた頃から何ともいえない美しさを醸し出す人がいます。今発酵食品が注目されていますが、時間をかけてじわじわと滋養が外側ににじみ出てくるような美しさは、からだと心が健康であればこそ可能になるのです。外側を塗ったり、即席で作り出せるものではありません。毎日毎日の積み重ねこそが大切で、何を積み重ねるのかといえば、毎日口に入れる食事といい切ることができます。

中医学をベースにしている薬膳は、五臓六腑と心の健康を身近な食物を使って維持、メンテナンスしていきます。足りなければ補い、過分な場合は「瀉《しゃ》」といってとり除くことによって体内バランスを調整するのです。食物はそれぞれ温や涼などの性質を持ち、臓腑のどこに入っていくのかが何千年の歴史の中で解明されてきました。これを私たちの食養学会が中国にも前例のない『現代の食卓に生かす「食物性味表」』にまとめました。薬膳の知恵は古代の人々からの贈り物です。

中医学では、親から受け継いだ「先天の精」と、誕生後口から入れる「後天の精」の二つの生命エネルギーがあり、「先天の精」は年齢とともに減っていきます。その減少ぶんを補えるのが唯一「後天の精」なのです。つまり口から入る飲食物と清浄な空気が私たちのからだを維持していくのです。ですから何を食べるかが、その人の生命の質を決めるといっても過言ではありません。

このことをぜひとも若い女性たちに知ってほしい。薬膳が伝える悠久の知恵を知り、日々の生活に生かすことで老若男女すべての世代の人が健康になれるのです。実際に薬膳を学び、食生活を見直すことで健康をとり戻した女性たちが私の周りにはたくさんいます。みなさん初対面の頃よりどんどん輝いていくのですから、不思議です。それは内臓、つまり体内環境が健康になってきた証拠です。みなさんもこれからは見た目の美しさよりも、「内臓美人」を目指してみませんか。

そのためにこの本を役立てていただければ、これ以上の喜びはありません。

薬膳上手は生き方上手——35歳から始める生涯現役へのステップ◎もくじ

第1章

女性のからだは七年で変わる

第2章 「変化のとき」に活かす薬膳の知識

第3章 体質を知り「変化のとき」を乗り切る

第4章　人生後半を輝かせる「補《ほ》」と「瀉《しゃ》」のさじ加減

第5章 季節に合ったからだの養生法

第6章 「ちょっと不調」に効果抜群の薬膳パワー

薬膳上手は生き方上手

――35歳から始める生涯現役へのステップ

第1章

女性のからだは七年で変わる

中医学が教える女性七年変節期の秘密

女性のからだは七年ごとに変化する――テレビのコマーシャルなどで、耳にしたことのある方も多いと思います。実はこの教えの出どころは、中国最古の医学書『黄帝内経《こうていだいけい》』です。『黄帝内経』は紀元前七七〇年頃編さんされた中医学のバイブルともいえる書で、「素《す》問《もん》」と「霊枢《れいすう》」の二編からなっています。男女の年齢とからだの変化については、「素問――上古天真論《じょうこてんしんろん》」のなかに書かれていて、女性は七の倍数、男性は八の倍数でからだが変化していくとされています。
女性にとって、自分のからだが年齢とともにどう変化していくのかは誰もが知りたいと思うはずです。まずは七年ごとに訪れる変化を、『黄帝内経』の内容そのままに紹介してみましょう。

七×一　（七歳）　腎気（両親から受けた先天的な気で、成長発育を促す）がさかんになり、歯が生え代わり、髪が伸びる。

七×二（一四歳）　性ホルモンが出て、任脈《にんみゃく》（月経や妊娠などにかかわる奇経八脈のひとつ）が通じ、太衝脈《たしょうみゃく》（腎脈と衝脈が合した脈で、昔から月経と重要な関係があると考えられてきた）ともにさかんになり、月経が定期的に始まる。

七×三（二一歳）　腎気が充実し、親知らずが生え、歯が完成する。

七×四（二八歳）　筋骨が丈夫になる。髪の毛も多く豊かになり、からだの状態は最高潮になる。

七×五（三五歳）　陽明脈《ようめいみゃく》（臓腑・経絡のうち腑に属する陽経のひとつ）が衰え始め、髪の艶が失われ、髪が抜け始める。

七×六（四二歳）　三陽の経脈（陽明《ようめい》、太陽《たよう》、小陽の各経脈）が上半身で衰えるため、顔に疲れが見え始め、髪が白くなり始める。

七×七（四九歳）　任脈の力が失われ、太衝脈も衰え、性ホルモンも出なくなる。月経がなくなり、子どもも産めなくなり、体型もくずれ始める。

五〇代、六〇代になっても若々しく元気に闊歩している女性たちが多い現代には合わないと思われるかもしれませんが、『黄帝内経』が着目した生理と性機能という側面から見ると、現代の女性たちにも十分通用します。というよりも、女性のからだは当時のままという事実に私は感動すら覚えてしまうのです。

女性のからだは年齢とともに変化するホルモンバランスに支配されていて、時代が異なっても、一四歳前後で生理が始まり、四九歳前後で閉経する。この点では、紀元前の昔から変わってない点がおもしろいし、『黄帝内経』を書いた先人たちの観察眼に驚きと敬意を覚えます。

生理の流れだけに注目してみても、女性の一生を貫く大河の流れが、いかに蛇行していくかが見えてきます。ひとりの女性の一生を簡単にたどると、一四歳までに初潮を迎え、二一歳頃には月経のリズムも整い、女性らしい体型になります。二八歳頃になるとからだはふくよかで性機能が最高潮となり、三五歳までが女性としてのピーク、成熟期といえる時期を迎えます。そして、三五歳を過ぎると肌や髪が衰え始め、四二歳以降は生理の周期が短くなったり長くなったりで更年期に向かい、四九歳頃から閉経を迎えます。

もちろん人により数年の差はあるものの、大きな流れは変わりませんし、性機能と生理という機能面から見る限り、これらの変化は病的なものではなくごく正常なものです。

とはいえ、平均寿命が画期的に延びた現代に生きる私たちは、女性として三五歳のピークを過ぎた後の人生をどう受けとめていくか、『黄帝内経』時代の人々が考えなかった課題を突きつけられているともいえます。

残念ながら『黄帝内経』の記述は四九歳、つまり女性の人生の七周目までで、その後どうなっていくのかは書かれていません。当時は五〇代を越えてまで生きる人は少なかったことが、理由としては大きかったと思います。

そのため、閉経後ホルモンの影響を受けなくなったとき、どう老化が進んでいくのかについての具体的記述はないものの、中医学の特徴は養生法です。加齢は気・血《けつ》・津液《しんえき》（水）の不足を招きますが、それを補う方法もちゃんと用意されています。それについては第4章で詳しく説明したいと思います。

今回は触れませんが、男性の場合は八年周期で変化が訪れ、三二歳から四〇歳までが男性としてピークの時期を迎え、四八歳から老化が始まるとされています。そして六四歳で歯も髪も抜け去る、と書かれているのです。一般に女子のほうが男子よりも早熟といわれてますが、七年周期、八年周期を比べるだけでも、女性のほうが成長が早い。にもかかわらず長生きというのがおもしろいですね。

「変化」は生活や生き方を修正するチャンス

前述のように女性のからだは七の倍数で変化していきます。この変化のときを否定的にとらえて嘆くのではなく、節目こそそれまでの生活や生き方、考え方、日々の食事を見直して修正するチャンスととらえ、発想の転換をするといいと思います。考えてみれば、七年ごとの健康診断を自分自身でできるわけですから。

「自分を見直す」といっても漠然としていてわからないかもしれませんが、現在のあなたのからだの状態を「体質」として確認することができます。今自分がおかれた環境を、肌、髪の状態、食欲、食の好み、体型、生活習慣など外に現れる部分と、精神状態、つまりからだのなかで日頃不調を感じている部分などに分けてチェックすることで、今の自分の「体質」がわかります（第3章参照）。

体質を一生変わらないものと思っている人がいますが、環境や生活習慣、食を変えることで、体質も変えることができるのです。大切なのは「私は○○だから……」と諦めないことです。中医学は、いくつになっても今の自分を変えられるとエールを送ってくれています。

七年ごとに訪れる変節期に、変化するからだとどのようにつき合っていくのか。『黄帝内経』が私たちに伝えているのは、変化が訪れることを知った上での養生が必要だということです。そう考えると、古代の人々から贈られたとても奥の深いメッセージだということがおわかりいただけると思います。

この世に生まれた瞬間、すべての人に与えられた天命、使命は、自分の人生をきちんと生き切ることとだと私は思っています。そのためには、人生のどのステージにおいても、肉体も精神力も最良の状態にしておくことが必要です。命を養う意味がそこにありますし、私の体験からいっても、各年齢の節目を上手にギアチェンジしていくと、その後の人生で大きな病気にかからず、からだの衰えを遅くしていくことができます。

ここで少し私自身の話をしてみましょう。

私が結婚した相手は商社マンでした。昭和三二年に結婚してから、すでに五〇年以上経っています。男性は働き、女性は家庭を守るのが当たり前の時代でしたが、結婚当初から私は「主婦給」なるものを自分で決め、主婦業に対する自分への報酬としていました。夫の全収入の一パーセントほどのささやかなものでしたが、そのお金で結婚前から続けていたフランス語の月謝を払い、のちに中国語やフラワーデザインを習ったりして、子育てで外に出られない間も自分に栄養と刺激を与える努力だけは怠らないようにしていました。いつもその先に、いつかこうなりたいと思う自分を思い描いていたのです。

夫の仕事柄、外国人のお客さまを家に招くことが多く、半分は必要に迫られてでしたが、お料理にも目覚めていきました。大人数のお客さまには日本料理よりも大皿で出せる中国料理のほうが融通がきくこともあり、はじめは香港の厨師《ちゅうし》から直接中国料理の手ほどきを受けました。のちに清朝の八旗《はっき》（清朝時代の兵制）の一婦人からも古典料理と中国語を習いました。香港の厨師はそのときどきに香辛料について、「これはからだを温める」とか、

「これはからだを冷やす」と説明してくれるのです。

「まー、おもしろい」と思ったのがきっかけで香辛料から漢方へと興味が広がり、漢方にすっかりハマってしまいました。四〇年も前のことですから漢方はダサくてクラいというイメージがまだ一般的な頃で、このイメージを変えたい、もっとからだにやさしいこの医学を広めたいという思いから、本格的に中国語と漢方の勉強を始めました。

食養生を極めたい

漢方を普及させたいと学ぶなかで出会ったのが、薬膳でした。薬膳を理解するためには、基本となる中医学の知識が必要となります。中医学は単なる医学ではなく、医薬、気功、鍼灸《しんきゅう》、食養生の四本柱を医学と呼び、常に変化している身体と心のバランスをとることを目指す、中国数千年の歴史を持つ伝統医学です。今自分を振り返ってみると、漢方からスタートして右へ左へと舵を切りながら、気がつくと中医学という深い森の中に佇んでいたのです。

そして、食養生という考え方にすっかり夢中になりました。食事の大切さは誰もがいうところですが、現代栄養学のように食材の栄養分析方法が非常に発達してしまうと、人間の生活から遠くなってしまうという思いをずっと抱いていたからです。人の暮らしは、地域によって食べ物も違い、食文化も違います。さらに男性と女性でも異なりますし、年齢によっても必要な栄養は違ってきます。栄養というのは、住んでいる地域、環境、暮らし方など多くの要素が絡み合ったものなのです。

最近はファストフードを口にする機会が増え、家庭でも栄養素が豊富で消化のよい食物がよい食べ物とされてきた結果、噛みにくいごぼうなどの根菜、野菜類は敬遠されてきました。その結果、噛むことが苦手な子どもたちが増えているといいます。一昔前の日本の食卓を思い出してみてください。山菜や昆布、煮干し、玄米など、よく噛まなければ喉を通らない食物がたくさんありました。

結局、人間というのは、それまで続けられてきた伝統的な食べ方をしていくのが自然であり、からだにも負担がないのです。そういう意味で最近見直されてきたのがフードファイバー、食物繊維です。からだの不要なものを排出し、腸の掃除をしてくれるなど、これまでいわれていたような消化もしなければ吸収もしない不要なものではなく、からだに必要なものとして最近注目されるようになりました。その点、薬膳では、食物繊維を持った野菜の代表ともいえるごぼうは、熱を持った腫れものやできもの、便秘、コレステロールの抑制と排泄、血圧降下作用があることを古代の人たちが教えてくれます。

七年ごとのからだの節目に話を戻すと、私自身、ちょうど節目の年齢が子どもの成長や親の介護など、自分を見直す時期と重なり、一〇年先（当時は漠然と一〇年を一区切りと考えていました）に自分がこうなっていたいという目標を掲げ、突き進んでいたことを懐かしく思い出します。節目の時期に、それまでの自分を見直し修正するだけでなく、未来に向けてチャレンジできる目標を定めることが大事です。

女性たちには、確たる目標を掲げそれを達成するために、自分の人生における価値観のモノサシを持ってほしいと思います。揺るがない自分のモノサシを持つためには、いくつになっても学び続ける姿勢が大切です。そして、自分のモノサシの精度を高めるために必要なのは、多数派の見方や意見に左右されないことです。自分の目で見て価値判断する。これを続けていると、生きる自信がついてきます。

私がこの歳まで自分のモノサシを磨いてきてよかったなと思うのは、さまざまな問題に遭遇したときにこのモノサシが確たる判断基準になってくれたこと。さらに、他人の言葉に右往左往することが少なくなるので、結果ストレスが溜まらなくなるのです。

昔の武士がいざというときの備えに刀を磨くことを怠らなかったように、女性、そしてもちろん男性にも自分のモノサシを磨く努力をしてほしいと思います。

気づいたときからからだは変えられる

生理と性機能から、女性のからだは七年ごとに変化すると考える中医学の診断法は、女性ホルモンの分泌の変化から診る現代医学ともぴったり合うものです。特に女性の生理はからだの状態を知る上で重要なバロメーターといえます。

私はからだから出てくるものを「お便り」と呼び、大便は「大きなお便り」、おしっこは「小さなお便り」、そして生理は「毎月のお便り」と称しています。

「毎月のお便り」は、実はからだの中のいろいろなことを教えてくれます。日常の食事や暮らし方によって人の体質は決まってきますが、女性の場合はこの体質によって、生理の色、周期、痛みの有無、塊りの有無、更年期のトラブルをはじめ、なんと老化の速度まで異なってくるのですから、生理を通して毎月送られてくる信号、つまりお便りにはきちんと注意を払っていたいものです。

ですが、生理は病気ではありません。普通の生理現象のひとつであり、特別重い、痛い、生理がないなど重篤な症状がないかぎり治療が必要なものではありません。ちょっと不調かなと思う程度ならば、自分の体質を知り、生理の状態を知ることで、正常な状態へと戻していくことが可能です。これは私の体験からいえることですが、生理を順調な状態に保っていると、更年期もそれほどつらく感じないで済みます。

「現状の体質は変えられるもの」と繰り返し書きましたが、体質が変わるということは生理の状態も変えられるということです。中医学の素晴らしさは、誰でも気づいたそのときから自分のからだを変えることができるという考え方、プラス養生法です。あなたの体質はこれです、と頭ごなしに決めつけられてしまうと人間は萎縮してやる気を失いますが、新しい自分に生まれ変われるとなれば俄然力を発揮します。そのとき、弱くなり、眠っていた自然治癒力も動き出すのです。

人間のからだはほんとうに素晴らしいものです。ものすごい生命力と自然治癒力を内に秘めています。便利で至れり尽くせりの現代生活で多少弱められているとはいえ、本来は回復力、生命力に溢れた存在です。病気は本来、医者や薬が治すのではなく、自分自身の自然治癒力を引き出して治すのです。薬はその引き出し役といえます。

ところが、現代は医療や薬に頼り過ぎで、からだの内側の声を聞く人が少なくなってしまいました。生命を養うこと「養生」の意味がここにあります。生命力、自然治癒力に溢れた人間本来の姿に戻してあげるのです。危険や病気に遭遇したとき、生き残れるかどうかは日頃育んできた、その人の生命力にあると私は思っています。

そして、新しい命を生みだす存在である女性は、命に対して敬虔な気持ちを常に持っていたいものです。自分や家族の命はもちろんですが、自然界のあらゆる命に対しても同じです。特に毎日食事としていただいている自然界の命に対し、感謝の気持ちを忘れないでいたいと思います。

生理はからだのバロメーター

それでは、自分の命を慈しむ第一歩として、生理の状態をチェックしてみましょう。あなたの生理は正常ですか。生理に悩む女性は、実際は非常に多いのです。

中医学では、生理不調を大きく三つに分類します。二八日周期よりも一週間程度早まる「先期」と、一週間程度遅れる「後期」、早まったり遅れたりを繰り返す「不定期」です。この三つのタイプは、生理の量の多少でさらに細かく二つのタイプに分け、病証（病態のこと）を決めます。

このほかに痛経といい、生理痛を「生理前」「生理中」「生理後」のいずれの時期に起きるかで原因を特定したり、閉経時の不調も症状により五つのタイプに分けています。生理は病気ではないものの、そのときどきの体調や心の状態に大きく左右され、結果として不調を引き起こしやすいといえます。これを逆に考えれば、生理の状態で今のあなた自身の心身の状態を知ることができることにもなります。

さて、あなたの生理は次のどれに当てはまるでしょうか。

①周期が遅れる。生理痛がひどい、冷え症、トイレが近い　↓　陽虚《ようきょ》体質

②周期が早まる。暑がり、寝汗、ほてり　↓　陰虚《いんきょ》体質

③周期が早まる。疲れやすい、立ちくらみ、もの忘れ　↓　気血両虚《きけつりょうきょ》体質

④周期が遅れる。生理痛、風邪をひきやすい、多汗症　→気虚《ききょ》体質
⑤周期が遅れる。量が少ない、動悸、めまい、低血圧　→血虚《けっきょ》体質
⑥周期が遅れる。生理前に乳房が張る　→気滞《きたい》体質
⑦周期が遅れる。経血に塊がまじる、刺すような痛み、舌が紫色　→瘀血《おけつ》体質
⑧おりものが多い。頭とからだが重い、むくみ　→痰湿《たんしつ》・湿熱《しつねつ》体質

生理の状態から、現在のあなたの体質がわかりましたか。体質ごとに食事原則があり、改善に効果的な食材があります。その詳しい内容については、第3章の体質の節（五八頁〜）で述べることにいたします。

ここでは「私は○○の体質らしい」にとどめ、生理はからだのバロメーターであり、特に七年ごとに女性のもとを訪れる変化のときには、生理の状態が次のステップに進むための大きなカギを握っていることを留意しておきましょう。

三五歳前は血虚《けっきょ》、三五歳以降は瘀血《おけつ》に注意

性機能の面から見ると、三回目の節目を迎えた二一歳から五回目の節目に当たる三五歳までが、女性としては絶頂期、その後はゆっくりと下り坂を降りていくことになります。ある意味では、下り坂に入ってからが人間として、女性としての勝負どきです。私が周りの女性たちによくいうのは、三五歳からが魅力的な女性として輝くためのスタートラインだということです。新しい自分を創出するスタートラインです。

三五歳で女としては終わりなのかなーと哀しい気持ちになっていた人も、なんだか元気が出てきませんか。私自身、高齢者となってみて、そのことがよくわかります。人間は生殖だけのために生きているのではないのですから。

今が子育て真っ最中の人も、結婚よりも仕事とバリバリ働いている人も、三五歳の節目を機に自分自身の未来に目を向けてください。たとえば、次の節目に当たる四二歳を迎えたときにどんな自分になっていたいのか。あるいは四九歳の自分はどんな風でありたいのか。自分自身の人生の夢を紡ぎ始めるのには、三五歳はまさに適齢期です。

私自身の三五歳を振り返ってみると、子育てと家事に追われる毎日。そんな中で、自宅で料理教室のようなものを開いたり、中国語の勉強を続けていましたが、家族中心の生活ですから、ときにはイライラも溜まります。そんなとき、私は買い物帰りに自分へのご褒美として「主婦給」で買えるだけの花を買ったり、レースのハンカチを買ってきて、気持ちの切り替えを図ったものでした。

最近は仕事を持ち、社会の中で活躍する女性も増えていますが、何をしているかにかかわりなく、からだの変化は誰にも平等にやってきます。たとえ今、どんなに仕事に燃えていても、必ずリタイアのときはやってきます。そのとき何をしている自分が素敵なのか。それを考え、準備し始めるのが三五歳からの課題だと思うのです。

三〇代前半までの食事

『黄帝内経』には、女性の二回目の変節期である一四歳を、「二×七にして天癸《てんき》至り」と書かれています。どういうことかというと、「一四歳にして生殖機能を発来させ維持する物質が至る」、つまり性ホルモンが充ちて成熟するということです。その結果生理が始まり、三回目の変節期を迎える二一歳になると、腎精《じんせい》（腎に蓄えられている精、つまり生命エネルギーのことで、両親からもらった先天の精と、飲食物から得る後天の精がある。腎気ともいう）が充実し、からだの中で最も成長が遅い親知らずの歯が生えて歯が完成します。

この後は筋骨もしっかりし、子どもを産み育てる体内環境も整い、肉体的にも女性として最も輝く時期を迎えます。この時期、偏食やファストフードばかりの食事をしていても、即座に体調に現れることはありません。しかし、ツケはきちんとやってきます。二〇代から三〇代前半までの食事の内容が、四〇代以降の体調として出てくるのです。

将来の健康と美しさを左右するという意味では、特に二〇代の食事は大事です。最近は痩せたいための無理なダイエットで、身体に必要な栄養分が足りず血虚《けっきょ》（血が不足する貧血体質）になっている女性を多く見ます。その結果、肌が荒れて小じわができたり、髪の毛の艶がなくなるなど、健康な二〇代では本来出ない症状に悩まされることになります。

さらに冷え性の女性も増えていて、からだが冷えると水分代謝が悪くなり、むくみや便秘の原因となります。この場合は、適度な運動をして軽く汗をかくことです。汗は体内の解毒作用もあり、デトックス効果によりからだがきれいになり、肌もきれいになります。

以下、貧血タイプと冷え性タイプによい食物をあげてみます。

（貧血タイプ） なつめ、プルーン、ブルーベリー、干しぶどうなどのドライフルーツ、ナッツ類、色の濃い黄緑色野菜、黒豆、黒きくらげ、ひじき、レバー、金針菜、赤身の魚、うずらの卵、豚肉、羊肉、松の実、穴子、うなぎなど。

（冷え性タイプ） 唐辛子、生姜、たまねぎ、にんにく、ニラ、こしょう、シナモン、羊肉、栗、なまこ、えび、黒砂糖など。

特にからだが冷えている人は、温かい料理をとることが大切で、くだものや刺身、アイスクリームやビールなど、からだを冷やすものはほどほどにします。

二〇代は本来ならば体力、気力ともに満ち足りているときで、たとえ不調を感じている人でも日々の食事に気をつけ、適切な食物をとっていれば、上手に変節期をギアチェンジすることができます。肉体的に最も充実している時期だけに、変化も速いはずです。

三五歳から気をつけたいこと

現代社会では、三〇代、四〇代は女性として最も充実し、多忙な生活を送っているときです。まだまだ体力にも自信があり、娘、妻、母、嫁といった多くの役割を一手に引き受け、その上で仕事や自分の世界を究めようと努力しているときです。

しかし、この年代になると、特に出産した女性は瘀血《おけつ》（血液の循環が停滞すること）に悩まされることが増えます。血の停滞によって起こる冷え症、肩こり、腰痛、生理不順などで、早めの手当てが必要です。そうでないと不妊、子宮内膜症、子宮筋腫、重い更年期障害などの原因になるからです。

家庭でも社会でも働き盛りの年代だけに、過労やストレスから瘀血になるケースもあります。瘀血《おけつ》になると、血流が悪くなりドロドロ血液といわれるものになります。放置するとがんの原因にもなるといわれているので、日頃から血行をよくしておくことが大事です。こまめにからだを動かし、血の巡りをよくする食材を選んで食べ、ときには温泉へ出かけてゆったりした気分に浸るなどもしたいものです。

精神的な部分でいえば、三五歳を過ぎたら完全主義を捨てることです。日本人は世界の中でも超がつくほど几帳面な人種といわれていますが、あまりにきちんと物事に対処しようとすると、気持ちがギュッと縮こまります。逆に、心もからだも伸びやかに外に向かっていると、自然と血行もよくなります。いらぬストレスは抱え込まないくらいの心意気で、集中と拡散が自由にできるようになると生きやすくなります。

三五歳以降で最大の難所は、なんといっても更年期でしょう。更年期については第6章で詳しく述べますので、ここではあえて触れないでおきます。

では、三五歳を過ぎた頃から増加する瘀血を解消してくれる食物を紹介してみます。

〈瘀血に効果的な食物〉

にんにく、サンザシ、紅花、サフラン、酢、セロリ、らっきょう、里芋、貝類、ニラ、柑橘類の皮、パセリ、シナモンティー、ローズヒップのお茶、酒、クコの実など。

三五歳以降におススメのお茶

✣不老神話茶《ふろうしんわちゃ》

材料　にんじん（高麗にんじんなど）2～3片、マイカイカ　3個
なつめ　適量、水　500cc
作り方　にんじん、マイカイカ、なつめを水に入れ、3～5分煮出す。
効能　更年期を楽にし、老化を緩やかなものにしてくれる。美顔効果も。

✣完全鮮活茶《かんぜんせんかっちゃ》

材料　黄耆《おうぎ》　10g、当帰《とうき》　5g、水　500cc
作り方　水に黄耆を入れ、沸騰したら火を弱めて20分間煮る。そこに当帰を入れ、3分弱火で煮る。
効能　血が足りない人、皮膚が乾燥しやすい人に効果的。

✣香紅顔茶《こうこうがんちゃ》

材　料　黒豆　100～150g、なつめ　100～150g、水　1ℓ

作り方　黒豆は水に浸けて1時間ほど置いてから柔らかくなるまで煮る。途中で種をとり除いたなつめを加え、黒豆となつめが柔らかくなるまで煮る。

効　能　血液の流れをよくし、消化器系を丈夫にしてくれる。高血圧の人におススメ。

「心身一如」でゆっくり齢を重ねる

人からときどき、薬膳に夢中になっている理由を聞かれることがあります。そんなとき私は、何の迷いもなく、「健康に死ぬためよ」と答えます。健康で死ぬ？　健康じゃないから死ぬんじゃないのと思う方もいらっしゃると思いますが、生き物である以上人は誰も死は免れません。でも、病気の末に死を迎えるのか、健康で寿命を全うして死ぬのか、両者には大きな違いがあります。

健康な人は上手に死ねるのです。上手に死ねるとは、苦しまずに楽に死ねるということです。からだも心も使い切り、寿命を全うできる。今の日本は平均寿命は確かに伸びましたが、健康寿命はというとそれほどではないのではないでしょうか。健康で気持ちよく最期まで生き切れた人。それが健康寿命を全うした人です。中医学では「延年長寿《えんねんちょうじゅ》」といいます。

私の知り合いの中国人の女性は九〇代になっても最期の日まで健康でしたが、ある日、家族を前に「みんなありがとう。私はもう逝くよ」といい、その日のうちに亡くなったそうです。

健康に死ぬとは、まさにそういう死に方なのです。私も七〇代半ばを過ぎました。当然死も射程距離に入ってきます。それを受け入れつつ、でも希望を失わず毎日を感謝の気持ちで過ごし、最期は自分の人生を肯定して目をつぶりたい。自分の人生を肯定できるということが肝心なことで、「いろいろあったけれど多くの人と出会い、心を通わせて生きられてなかなかよかったな、ありがとう」と目を閉じられたら、これぞ幸せなる死です。

すべての年齢にいえることですが、心身が健康であることが美しいのです。健康であるためには、健康を人生の目的にしないかぎり、健康を手にすることはできないと思います。

中医学的に見た健康とは何かというと、陰陽のバランスがとれ、精神的にも落ち着き、さらにからだの中の気・血・津液（体内の水分）が満たされ、気持ちよく循環している状態をいいます。このいずれかにトラブルが生じると、からだはさまざまな信号を出して危機を知らせてくれるのです。

特に気は生命の源であり、気の集合体が生命であり、気が消滅するときに命も終わると考えられています。西洋医学との一番の違いは、この気に対する認識です。中医学では、万物は気から生まれ、気は自然界にもからだの中にもあって、生命活動を成り立たせているエネルギーだと考えます。

日本語の中には「気」にまつわる言葉が多く、元気、気働き、気さく、気持ち、活気がある、気が合うなど、枚挙にいとまがありません。ということは、われわれ日本人は、気を無意識に感じられるDNAを受け継いでいるのではないでしょうか。

年齢を重ね、気力が衰えると、老化の坂をころげ落ちていきます。逆にいくつになっても気力が充実している人は、若々しいまま歳を重ねることができます。体内の気を補い、気力を充実させる地道な努力が、人生後半のあなたの立ち姿を決定するともいえます。気力は、健康なからだでないと保つことができません。そのためには五臓（肺、心臓、脾臓、肝臓、腎臓）が健康であることが求められます。

そのことに若いときに気づき、養生することができれば、それにこしたことはありません。でも、始まりは何歳でもよいのです。気づいたときが吉日。そう思って命に直結する食を中心に生活を改めれば、五か月後には細胞はすべて生まれ変わります。からだは一個一個の細胞の集合体なのですから、五か月で別のあなたが生まれる……そう考えるとなんだかワクワクしませんか。

昼食はしっかり、夕食は軽くが私の食事ルール

中医学には「因地因時因人《いんちいんじいんじん》」という言葉があり、食を考えるときには、住んでいる土地、季節、時間帯、個々人の体質や性別を考慮しなければならないという考え方があります。「季節の薬膳」という分類があるように、季節に合った食物をとることが、結果的に健康なからだ作りに貢献してくれます。

さらに健康で齢を重ねるには、人生後半の食も非常に重要になってきます。なかにはも

う歳だから栄養なんてとらなくていいという人がいますが、それは大きな間違いです。歳をとったらより健康に気をつけて、綺麗に自分の最期を迎えるように努力していかなければならないからです。老年期というのは、本当の意味で健康養生が必要になる時期です。

食の力は大きい。これは私が毎日の生活の中で実感していることです。子どもの頃はいつも病気をし、決して丈夫とはいえなかった私が、七〇代になって病気とは無縁でいられるのは、やはり薬膳をとり入れた食生活と養生法のお蔭といえます。

どんな食生活なのか、簡単に紹介してみましょう。

朝はミルク紅茶とパン、それに卵料理とゆで野菜程度の本当に軽い食事です。眠りから覚めたばかりの脾胃（消化器系）はまだ半分眠っているので、消化のよいものと温かい水分を入れて、からだに朝の合図を送ります。

逆にしっかりいただくのが昼食。ご飯を炊き、ステーキやカツなどの肉料理、日によっては魚料理を用意し、山のような野菜、具だくさんの味噌汁。それに常備食として梅干し、海産物の佃煮、漬けものを、ゆったりと時間をかけていただくのです。最後にはデザートつきというフルコース。

食事の間はテレビもラジオもなし。遊びに来た友達に「なぜそんなに一生懸命食べるの！」と驚かれるくらい、しっかりよく噛んで、食べることにのみ集中します。たとえひとりであっても、季節にふさわしいランチョンマットを敷き、たくさんのお皿を並べて食べることを楽しむようにしています。食は私にとって大きな楽しみであり、大げさではなく、お祭り、儀式なのです。一日の食事の中で最も時間をかけるのがお昼ご飯です。

当然夕食は簡素になります。食事時間は六時から七時の間で、具だくさんのスープにパン、または麺類、そして食後に果物のコンポートでおしまい。仕事で外に出ているときも、おそばやうどんと決めています。夜は眠るだけなので、消化によいものを少しだけ、が私の食養生です。

確かにこの年代になったからできるライフスタイルといえるかもしれません。若い頃はとても昼食に重点を置く生活はできませんが、リタイア後の年代の方達にはぜひおススメしたい食養生法です。最も活動的でエネルギー消費の多い昼の時間帯にたっぷり栄養を補給し、夜は少なめで消化器系への負担を軽減する。こうすることによって眠りも深くなり、からだにとっても非常に理にかなった食養生です。

では、健康であるためにはからだのメンテナンスだけすればいいかというと、それは違います。心身一如といわれているように、心とからだは根源的にはひとつです。からだが病気になると心も塞ぎますし、逆に心に問題が生じるとからだも調子をくずしていきます。中医学では心とからだをまさに一如《いちにょ》としてとらえます。

私の場合は、友人との会食や観劇、旅行などを楽しむことで心の健康を心がけています。こうして心とからだのバランスをとりながら、ゆっくり齢を重ねていけばいい。これが中村流養生法といえます。

中村マジック1

一生学び続けたい

私の好きな言葉に、「学海無涯《がっかいむがい》」があります。学びの海に果てはないという意味です。学ぶことは、人生の宝探しに似ています。生まれてから三五歳までは、自分を育てる時期。そのためにはできるだけ多くの人と出会い、切磋琢磨することが必要です。

そして、三五歳から閉経を迎える五〇歳前後まで、仕事とは別の趣味や学びによって自分の得意分野を作ります。資格でも、料理でも何でもいいのです。趣味を極めることは生きる力をつけること。

六〇歳以降はそれまで蓄えたもので理想の自分へと舵をとり始めます。人生は短く、「あー、歳だぁー」などとボヤいている時間はないと肝に銘じましょう。

第2章

「変化のとき」に活かす薬膳の知識

薬膳は中医学がベースの食養生学

●薬膳とは

七年ごとに訪れる「変化のとき」に薬膳を活用するためには、まず薬膳とは何かを理解しておく必要があります。フランス料理、日本料理と同じように薬膳も料理の一ジャンルとしてとらえられがちですが、薬膳の正式な名称は中医薬膳学です。

中国には昔、「食医」と呼ばれる医者がおり、皇帝の健康管理をしていました。医者にもランクがあり、からだの診断だけでなく、食養生まで助言できる食医が最高位の待遇を受けていたのです。

薬膳の根本は中医学の理論です。では、中医学とは何ぞやですが、中医学は中国で数千年の歴史を持ち、病気と闘う中で培った豊富な臨床体験から独特な医学体系を築いてきた中国伝統医学です。

何が独特かというと、中国の古代哲学を基盤としている点です。「唯物論」と、「陰陽五《いんようご》行説《ぎょうせつ》」。この二つがその思想的基盤となって現代に至り、今も進化し続けている医学です。私の知っているある生徒さんが中医学を世界文化遺産として登録できないのかと教師に尋ねると、「現代もたくさんの研究が行われ、進化し続けている学問なので難しい」といわれたそうです。

中医学では人間のからだの仕組みを読み解くための弁証法が確立していて、それをもって病状の診断を行います。その上で病名、治療法を決定するのですが、この行為を「弁《べん》証《しょう》論治《ろんち》」と呼びます。「弁証」は、その人の現在の病理状態を弁別することで、「論治」は弁証に基づき治療方法を決めることです。中医学の治療法には、方剤といって生薬を使ったもの（日本では漢方と呼ばれる）、薬膳、鍼灸、気功の四つの方法があります。ですから中国の中医学系の病院へ行くと、鍼灸《しんきゅう》・推掌《すいな》、医学気功も診療科目としてあり、西洋医学の病院に慣れたわれわれ日本人はびっくりすることになります。また、ここで注目していただきたいのが、薬膳が病気の治療法のひとつとして重要視されている点です。

薬膳には病気の治療を目的とした食療《しょくりょう》薬膳と、病気にならないために日々の生活の中で活かす、食養《しょくよう》薬膳があります。この本でとり上げるのは後者で、食材も私たちが日ごろ使っているものを活用した食養生です。

●生命の起源と唯物論

中医学の根底に流れる古代哲学のひとつが唯物論です。これに対立するものに西洋の唯神論があります。古代の中国では世界は物質でできており、霊魂を含めた森羅万象が物質の変化によって発生すると考えられてきました。

この世の森羅万象を生みだす物質とは、「気」です。「気」は、世界最小の物質といわれ、いたるところに存在し、絶え間なく運動しているもの。人間も天の気と地の気の融合から生まれ、この世に存在するすべてのもの同様、気という物質から成り立っていると考えられています。

私たち人間の生命の気は「精気」と呼ばれ、父母から受け継がれるもので、これを「先天の精」といいます。からだの腎に蓄えられ、生命力の源であると同時に、成長や発育、さらに生殖の物質的基盤となるわけです。女性のからだの七年ごとの変化も、先天の精と深くかかわっています。

一方、「後天の精」は自然界の空気や飲食物から得るもので、加齢とともに減少していく「先天の精」を、「後天の精」で補充していく重要な役割を担っています。人が生まれもった「先天の精」は、たくさん持って生まれてくる人もいれば、少ない人もいるのです。しかし、薬膳で「先天の精」を上手に補い続けていけば、健康長寿も夢ではありません。薬膳で命を育む意味がそこにあります。

●天人合一

古代の中国哲学には、「唯物論」と「陰陽五行説」があるといいましたが、もうひとつ「天人合一《てんにんごういつ》」の考え方があります。われわれ人間は自然界の中に存在しています。季節、山、海、田や畑など自然界からさまざまな恩恵を受け、ときには脅威にさらされながら生活を営んできましたし、現在も営んでいます。

都会の便利な暮らしに慣れてしまうと、つい人間がこの世界の中心と慢心しがちですが、人間の想定を越えた地震や津波などの災害があると、人間も自然界の一部であったことを思い知らされます。

このように人間は単独で存在しているのではなく、人間も自然界という宇宙の大きな「家」の構成単位であるという考え方。人間もすべての生物同様、自然界の影響を受けて循環していると中医学では考えます。これを中医学では「天人合一」と呼びます。

●整体観念

人間のからだは、臓器、組織、器官から成り、それぞれが異なる機能を持っていますが、これらは単独で存在しているわけではありません。すべてが密接な関連を持ち、互いに協調しあい調和を保っています。これを統一性といいます。

たとえば胃もたれを起こしたとき、西洋医学では胃だけを診ますが、中医学では症状の出ている脾胃と同時に、脾と関係の深い肝や腎とのかかわりにも注目します。つまり、からだ全体の統一性の中で病気の原因を探るわけです。「個々の臓腑器官の発病は、かならず全体に波及する」と考えられている所以です。

「天人合一」とは、人間と自然界の統一によってできている宇宙。この宇宙で起こるさまざまな現象は、小宇宙（人体）でも起こりうることを示唆した言葉です。不調のとき、からだ全体を診て診断する中医学の診断法は、まさに天人合一。中医学で行う「弁証論治」は、薬膳では「弁証施膳」（からだを弁証して献立を考える）といい、整体観念にのっとった弁証と施膳が求められます。

中医学、さらには薬膳がどんなものか、なんとなくわかっていただけましたでしょうか。なるほど、こういう考え方もあるのかと思われた方も多いと思います。私たちが慣れ親しんだ方法論、価値観とはずいぶん異なり、難しいと感じられるかもしれません。

でも、あと一息。次に登場する「陰陽五行」の理論がわかると、薬膳がグーンと身近なものになるはずですから。

陰陽五行は古代中国哲学の基本

中医学の思想を根底に、医療や薬膳の現場で今も活かされ、思想基盤となっているのが「陰陽五行学説」です。古代の中国哲学の基本となっている理論であり、中医学では現在に至るまで臨床医療の中で、人体の生理機能や病理変化を見て、診断や治療をする際の指針となっている理論です。しかし、もともとは「陰陽学説」と「五行学説」とは別々のもので、後に「陰陽五行学説」にまとめられたものです。

陰陽五行をひとことでいうと、古代の人々が自然を理解し、説明するのに用いた世界観であり、方法論といえます。

●陰陽学説

古代中国の宇宙論、自然科学の基盤となる理論で、その根底にあるのはすでにお話しした唯物史観です。

それによると、世界は「気」という物質からできています。「気」は「陰気《いんき》」と「陽《よう》

自然界の陰陽

陽	天	太陽	昼	上	熱	動	明	上昇	春・夏
陰	地	月	夜	下	寒	静	暗	下降	秋・冬

人体の組織構造の陰陽

陽	男	上部	四肢の外側	背部	六腑	皮膚
陰	女	下部	四肢の内側	腹部	五臓	筋骨

気《き》」の細かい物質からできており、二つの相対する気が統一されて森羅万象は作られ、陰陽の変化とともに進化発展する。ゆえに世の中に存在するすべてのものは、陰と陽の二つの要素から成り立っているという考え方。それが「陰陽学説」です。

ご存知のように、男女を陰陽で見ると、男性が陽、女性が陰と分けられます。陽の代表的なものには、天、太陽、昼、熱、春・夏の季節などがあり、陰には地や月、夜、寒、秋・冬の季節があります。人体で見ると、下半身、上体、四肢の外側、背中、皮膚、六腑が陽で、下半身、四肢の内側、腹部、筋骨、五臓が陰になります。このほかにも気は陽で、血や津液《しんえき》（必要な体液）は陰となります。

しかし、陰陽は絶対的なものではなく、相対的なものです。なぜなら陰陽は絶えず運動と変化を繰り返していて、一定の制約はあるものの、質的、量的変化を繰り返しているからです。また、男女、上下でもわかるように、対立する相手があって初めて自分も存在できる、互いに依存した関係でもあります。さらに陰が増えると陽が減り、逆に陽が増えると陰が減ることで全体のバランスをとっています。

左の「陰陽太極図《いんようたいきょくず》」を見ていただくと、陰陽のバランスがとれた状態が完全であることがおわかりいただけると思います。

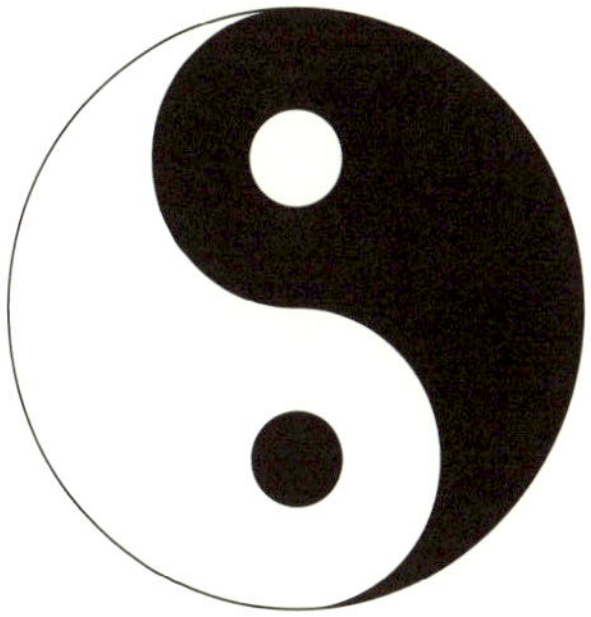

陰陽太極図

陰陽の運動と変化を一日の時間の流れで見ると、昼間は陽が支配する時間帯です。夕方に近づくほど陰が増え、陰全盛の夜が訪れますが、夜明けに向かい陰の中に陽が生まれて朝が訪れます。さらに、陰陽の気は自然界の中にだけあるのではなく、人のからだの中にもあり、「病気は陰陽のバランスのくずれ」といわれるぐらい私たちのからだの状態に影響を与えています。

●五行学説

五行とは、世界のすべての事象を五つのグループに分けて見る考え方です。この世の始まりに、陰と陽が混じり合って木、火、土、金、水の五元素が創り出されました。そして、さらにこの五つの物質が混じり合って森羅万象が生まれ出ます。五行の元となる五元素は、それぞれが特徴的な性質をもっています。

（木）成長していく伸び伸びした姿→木々の生長と動物の成長の様子
（火）熱、上昇→火が燃える様子
（土）生み出す、種まき→万物は土から生まれ、また土に還る
（金）変革、粛降《しゅくこう》、収斂《しゅうれん》、清潔→金属の持つ特性
（水）下降、潤し慈しむ、寒冷→水が下に向かって流れる様子

この尺度で「天」「地」「人」を分類したのが次頁の表です。

季節などの自然界はもちろん、人のからだまですべてが五行に分類されています。この

五行属性表

	五行	木	火	土	金	水
	特徴	曲直《きょくちょく》 生長　昇発	炎上《えんじょう》 温熱　上昇	嫁穡《かしょく》 生化　受納	従革《じゅうかく》 変革　粛降	潤下《じゅんげ》 寒涼　下向
自然界	五季	春	夏	長夏	秋	冬
	五方	東	南	中央	西	北
	五色	青	赤	黄	白	黒
	五気	風	暑	湿	燥	寒
	五化	生	長	化	収	蔵
	五味	酸	苦	甘	辛	鹹
人体	五臓	肝	心	脾	肺	腎
	五腑	胆	小腸	胃	大腸	膀胱
	五官	目	舌	口	鼻	耳・二陰
	五主	筋	血脈	肌肉	皮膚	骨
	五華	爪	面色	唇	皮毛	髪
	五志	怒	喜	思	憂・悲	恐・驚
	五液	涙	汗	涎	涕	唾

表から、木に属するのは春で、味は酸味。五臓は「肝」、五腑は「胆」、感覚器官は目で、五臓の状態が「爪」に出て、感情は「怒り」であることがわかります。

　これをどう解釈するかというと、自然界で新しい命が次々に誕生する春は、人のからだでは肝の働きが活発になります。そのため気が高ぶってイライラしやすくなります。それを抑えるために食べるのが酸味の食材。さらに、肝の不調は目に現れ、目が赤くなったり、爪がもろくなったりする――というふうに、読み解くことができるわけです。

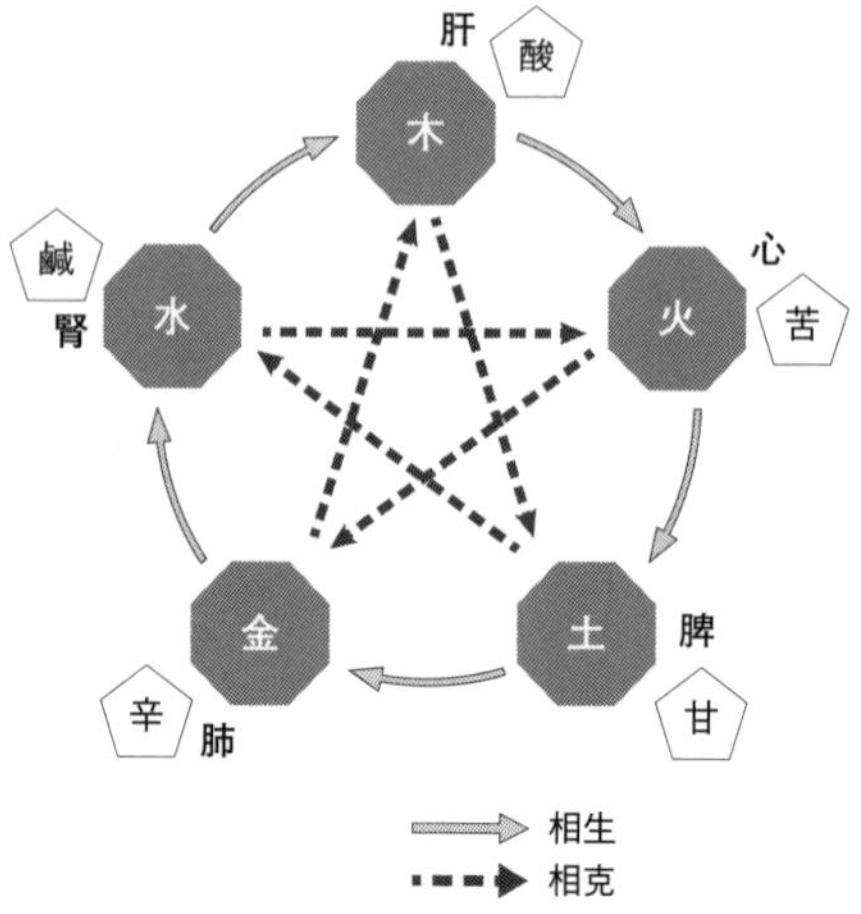

五行相関図

ただ、五行の本当の目的は分類にあるのではなく、五つのグループに分けた上で、それぞれの相互関係を見ていくことなのです。たとえば、春に肝の調子をくずしたとき、他の臓腑との関係はどうなのか。互いの影響を表したのが上の図です。

図を見るとわかるのですが、「木」から「火」が生まれ、「火」から「土」が生まれます。この関係を「相生《そうせい》」と呼び、母子関係になぞらえます。五臓で考えると、木に属する肝と、火に属する心は相生関係にあり、母親である肝が調子をくずすと、子である心も影響を受けるというわけです。

また、木から土に向かって矢印があり、金から木に向かっても矢印があります。これは「相克《そうこく》」と呼び、相手を支配したり抑制することでバランスをとっている関係です。木は土の中に根を張り、土の養分を吸い取る関係にあり、金（金属で、ここでは斧やノコギリ）は木を倒すことができる力を持つ、と読み解きます。

五臓に焦点を合わせると、肝と脾は「相克関係」にあり、肺と肝も「相克関係」にあることがわかります。相生と相克は正常な関係で、人の生体バランスはこの二つの関係によって正常に保たれていると考えます。

次の節では、五行が分類する「五性五味《ごせいごみ》」について説明してみましょう。

薬膳の基本は五性五味

●すべての食材に効能がある

少し横道にそれますが、中国で薬膳という言葉が広まったのは一九八〇年以降のことです。それまでは中医営養学として扱われていました。現代栄養学といちばん異なる点は、「陰陽五行説」が根底にあり、陰陽と五行のバランスを考えて日常生活に活かそうという、古代からの知恵が生きている点でしょう。

もちろん食物の効能を見る点では現代栄養学と同じです。ただ、現代栄養学のように三大栄養素やビタミン、ミネラルの含有量、さらに摂取カロリーを問題にするのではなく、「食性」と呼ばれる「五性《ごせい》」、「食味」と呼ばれる「五味《ごみ》」を大切にします。これは中医学が使用する生薬には「薬性・薬味・薬効」があり、食物にも生薬同様「食性・食味・食効」があるという考え方に基づくものです。「薬食同源」もこの考え方からきています。

●五性

食性とは、その食物が持つ性質のことです。簡単にいうと、温かい性質を持ち、からだを温めるものが「温性《おんせい》」と「熱性《ねっせい》」。冷たい性質を持ち、からだを冷やすものが「寒性《かんせい》」と「涼性《りょうせい》」。そのどちらにも属さない「平性《へいせい》」があり、性質から「温熱性」「寒涼性」「平性」と呼びます。

「五性」の使い方は、からだが熱いときには冷まし、冷えているときは温めるのが基本です。冬は寒いので、料理もねぎや生姜を多く使いますが、いずれも「温性」の食物。逆に夏はきゅうりや冬瓜といったウリ類がたくさん採れて、自然にウリ類やトマトといったからだを冷やしてくれる「涼性」の食材が食卓に並びます。誰に教わるわけでもなく、季節の移ろいの中で、感覚の命ずるまま私たちは「温性」と「涼性」を使い分けてきたわけです。

この視点で見ると、旬に採れる食材は、冬は「温性」、夏は「涼性」とその季節にからだが必要としている性質をもったものが多いのです。ですから旬のものを食べ、自然に沿って生きていくことが、健やかなからだと心を養うことになります。

「温熱性」「寒涼性」が季節とかかわっているのに対し、「平性」の食物は、穏やかな性質を持つもので、日常的にからだを養う基本となっている食物が多いのです。私たちが毎日とっている食物の約七割は「平性」のものです。

●五味

次に「五味」ですが、食物に備わった味には、「酸《さん》」「苦《く》」「甘《かん》」「辛《しん》」「鹹《かん》」の五つの味があります。大切なことは、「五味」は「五臓」とつながっている点です。

「酸味」は、出過ぎるものを収めたり、渋らせる作用があります。寝汗をかく、下痢が続く、頻尿などのときには酸味の食べ物がいいでしょう。たとえばお酢で味付けした酢豆腐など。酢豆腐は胃腸の炎症を抑えるのにも効果的です。ただ、普段あまり汗をかかない人は、収斂作用がある酸味のとりすぎには注意が必要です。

一方、甘酸っぱい味はからだの体液を産生する働きがあるので、体液が減っているときにとると効果的。たとえば唾が少ない、鼻や耳の周りに湿り気がない、ドライアイ、ドライマウスなど、乾いているなと思ったら、ぜひ試してみてください。

「苦味」ですが、体内のものを排出したり、湿ったものを乾かします。このほかにも、気分の高ぶりを下げる働きがあります。からだに湿気が溜まって起こるむくみにはとても効果的。湿度の高い梅雨や夏の時期に採れる苦瓜は、湿気によりだるくなったからだを乾かしてくれます。

沖縄や東南アジアなど南に行くと苦瓜をよく食べますが、体験から湿気には苦みがいいことを知っていたからでしょう。また、胃がもたれ食欲のないときに、苦みを上手に使うとスッキリします。ただし、苦みのものをたくさん食べると、乾燥により皮膚がカサカサになるので、気をつける必要があります。

「甘味」は、脾とつながっていて、からだの衰えを補い、緊張を緩め、痛みをとり除く働きがあります。穀類、いも類、卵類、野菜類に多く含まれ、滋養強壮作用もあるのですが、食べ過ぎると弛緩しすぎてブヨブヨになったり、腎を傷めからだがだるくなることもあるので、とり過ぎには要注意です。

「辛味」には、からだを温め発散させる効果があります。生姜を食べると、体の中が温まって汗をかくのがいい例です。風邪をひいたり、寒さによる痛みが出たときに使います。

最後に「鹹味」は、塩辛い味をいい、ミネラル分を含んだ魚介類などの海産物などがこの味。鹹味の食物は、体内のしこりなど固まったものを軟らかくし、下に降ろす働きがあります。そのため、リンパ腺の腫れや便秘、皮膚のできものなどに有効です。はまぐりやあさり、しじみ、牡蠣などの貝類は、炎症を鎮めたり腫れやしこりがあるときに非常に有効、と薬膳学の古典にも書かれています。

大切なのは、五味五性を毎日の食生活の中で、バランスよくとっていくことです。唐の時代に『千金要方《せんきんようほう》』という食治療法の基礎となる本を書いた孫思邈《そんしばく》は、「自分が何を食べるか知る者は、よく生きることができる。よく食べることを知った人は、心も穏やかに長生きすることができる」といっています。

●五味と五臓のつながり

すべての食物は必ず五味のいずれかを持っています、なかにはラディッシュのように「甘辛苦《かんしんく》」と三つもの性味を持つものもあります。そして、食物の五味が、からだの中に入ってから最後に行き着く臓器があります。これを「帰経《きけい》」と呼び、酸味は肝に入り、苦味は心に入ります。甘味は脾に入り、辛味は肺に、鹹味は腎に入ります（44頁図参照）。

前述したように、精神的にイライラしやすい春は肝が活発になる季節なので、酸味をとることで、機能が過剰になりすぎないようにコントロールします。夏は心の働きが活発になり、苦味がそれを鎮めるのです。夏と秋の間の蒸し暑い時期には、脾に代表される消化器系が傷つきやすく、食中毒も増えます。そんなとき、痛んだ脾を穏やかにする働きがあるのが甘味です。

そして秋。自然界の乾燥の影響を肺が受け、冷たく乾いた空気で風邪をひきやすくなります。そんなときに辛味を使うと、風邪を追い出すことができるのです。冬、寒さの影響をいちばん受けるのが腎です。腎を補うのに最も適しているのが鹹味です。塩気のものは腎によくないのではと質問されることが多いのですが、鹹は単に塩分ととらえるのではなく、ミネラルと理解していただくといいと思います。

このように食物の味とからだの臓腑は深い絆で結ばれています。味のバランスを考えて食事をいただくということは、結果として五臓のバランスをとることにもなるのです。五臓が穏やかであるということは、体調もよく、心の状態も安定することになります。

これまでお話したように、口に入れるすべての食物には「性味《せいみ》」があります。ただ漫然と食べるのではなく、今食べているものは一体どこの臓腑に届けられるのだろう。性味の知識を活かし体内での動きを想像してみると、食の楽しみがもうひとつ増えるのではないでしょうか。五味が臓腑とつながっている——なんと素敵な考え方と私は思っています。

中医営養学・薬膳というのは、栄養素だけでなく、味覚とその味が持つ作用を考えて、視覚、触覚、嗅覚などの五感を満足させることで精神的な安定まで考えた営養学だと思うのです。

最後に、中医学ではなぜ五臓を肝、心、肺というふうに「臓」をつけずに呼ぶのか説明しておきましょう。たとえば「肝」は西洋医学でいう肝臓だけではなく、肝臓、胆嚢、筋、目などの一連の器官とその働きをも含んだものを意味します。からだをひとつの宇宙としてとらえようとする五行の考え方が、臓器の呼び方ひとつにも活かされているわけです。

中村マジック
2

日本酒で美肌になる!

七五歳を過ぎても「肌が白くてきれい」とお誉めの言葉をいただくのですが、自分で触れてみても肌が柔らかい! と嬉しくなることがあります。

秘密は日本酒にあります。まず日本酒を小瓶に入れ、その中に少しの黄耆《おうぎ》を入れて洗面台に常備しておきます。入浴後はもちろん、朝の洗顔の後、まず少量の日本酒を手にとって顔をパタパタやり、肌が落ち着いたところで化粧水、クリームをつけます。日本酒は胸元、手にも擦り込むとシミやカサカサを防ぐ効果があります。

日本酒造りの杜氏さんの手がきれいなことからヒントを得たのですが、やってみると予想外の効果。疲れているときなど、日本酒を一口飲んだ後お化粧をすると、とてもきれいにのります。ぜひお試しを。

第3章

体質を知り「変化のとき」を乗り切る

からだの基本は気・血・津液《しんえき》（水）

私たちのからだを構成している基本物質、それが「気」と「血《けつ》」と「津液《しんえき》」です。津液という呼び名を初めて聞く人もいるかもしれませんが、津液とは体内の正常な体液や分泌物の総称です。簡単に「水」と呼ぶ場合もあります。

これら三つの物質は生命維持に不可欠なものであり、三つが順調に体内を巡っているときに、からだはもちろん、心も健康でいられます。そこで、まずは最初に「気・血・津液」とは何かを、簡単に説明しましょう。

●気

気とは、生命の誕生から終わりまで、臓腑を動かし続ける生命エネルギーのことです。すでに書きましたが、気には「先天の精（気）」と「後天の精（気）」とがあり、前者が親から受け継いだものであるのに対し、後者は飲食物から摂取したもので作られています。これら二つの「精気」と、もうひとつ、呼吸によって取り込む自然界の「清気（酸素）」から人の気は作られているのです。

「先天の精」は腎に、「後天の精」は脾で作られた後腎に蓄えられ、「先天の精」を補います。「清気」はまず肺に入ることから、臓腑では腎、脾胃、肺とかかわりが深く、これらの臓腑の機能が順調に働いていれば、体内の気は充たされていると考えることができます。逆に気に何らかのトラブルが生じると、臓腑にも必ず異変が起きるわけです。

体内における気の働きは多岐にわたり、成長や発育、臓腑・経絡などの生理的な活動、血の生成や運行、津液の生成や体内に行き渡らせるための散布、さらには排泄にもかかわっています。気の働きが弱くなると、老化が加速したり、血や津液が十分作られず、さらには流れが遅くなるなどが原因となって、病気を引き起こすことになります。

気は、ものを動かす働きのほかには、身体を温める、体表を保護してウイルスや風邪などの邪の侵入を防ぐ、尿や便、さらには血液や体液が体外に出てしまわないようにあるべき場所に納めておく、体内に入った物質をエネルギーに転化させるなど、まさにスーパーマンなみの働きをしているのが気なのです。

●血

次に血《けつ》ですが、血は全身を巡り栄養と潤いを与える栄養成分のことです。豊富な栄養と潤す力を持っているのが最大の特徴といえます。飲食物は胃と脾で消化吸収された後、栄養成分に分解され、最終的に気と津液から血は作られます。脾胃は「気血を生化する源」といわれ、血液製造における脾胃の重要性が古典の中でも説かれています。そしてでき上がった血は肝に蓄えられ、心臓の拍動によって押し出されて体内を巡っていきます。

体内をとどまることなく循環している血は、顔の血色をよくし、筋肉を逞しくしなやかにし、皮膚や髪を艶やかにする、知覚や運動機能を鋭敏にするなどの働きがあります。血が不足すると、頭がクラクラして目がかすむ、顔色が悪い、髪の毛が細くなる、皮膚がカサカサする、手足の先が痺れるなどの症状が出ます。

『黄帝内経　素問』には、「気血は人の精神を生みだす物質なので大切にしなければならない」との記述があり、頭脳が明晰に働き、知覚が鋭敏であるためには、気血が充ち、血がスムーズに流れていなければならないとあります。

なぜ血だけでなく気血なのかというと、血は陰陽で見ると陰です。血それ自体は静かで動かない性質をもっているのに、なぜ全身を駆け巡ることができるかといえば、気の動かす力によるものです。また血が血管から漏れ出さずにいるのも、気の固摂《こせつ》作用という、ものをあるべき場所に留めておく働きによるものなのです。

さらに血は冷えることを嫌い、『黄帝内経　素問』にも、「気血は暖かいのを好んで、冷えるのを嫌う。冷えると気血が渋滞して流れなくなる。温めると渋滞が消えて流れ出す」とあり、冷えが血流を悪くすることを指摘しています。この他にも血にかかわる臓器の心、肺、脾、肝が正常に働いていることも、血が順調に運行できる大きな要因といえます。

●津液

最後に津液《しんえき》ですが、津液はからだに必要な血以外の水分のことで、胃液や腸液、鼻水、涙などの分泌物も津液に含まれます。津液も気や血と同様、生命を維持するために不可欠な基本物質です。

津液がどのように作られるかというと、飲食物はまず胃に入り、その精微《せいび》（栄養分）を小腸に送ります。それを受けた小腸が精気を「清濁《せいだく》」に分け、清は脾に、濁は大腸へと送り出します。津液は脾で作られ、全身に散布するために脾と肺、腎が大きな役割を果たしています。これら三つの臓器によって、体内の水液はバランスを保っているのです。

津液の大きな仕事は、潤し滋養することです。皮膚や髪を潤し、目や鼻、口を潤して保護したり、血に栄養を与えてサラサラ流れやすくし、臓腑や骨髄、脳髄などを滋養する重要な役割を担っています。

「気・血・津液」は密接に関連しあい、互いになくてはならない関係にあります。そして、体内に「気・血・津液」が十分にあり、全身を満遍なく巡っているとき、私たちは健康でいられるわけです。体質を知るときにも、「気・血・津液」の状態を日頃の体調からチェックします。「気・血」は、不足していないか、滞っていないか、「津液」は過剰か不足かを見ることで、その人の体質がわかるのです。

自分の体質を知ることから始まる

体質は遺伝、地理、生活環境、習慣、食生活、性別、年齢によって変化していくものと中医学では考えます。取り巻く環境と、体内の「気・血・津液」の状態、陰陽のバランスによって、今ある体質が決まるわけです。

一体何通りの体質があるかというと、二七〇〇年以上前に書かれた最も古い医学書『黄《こう》帝内経《ていだいけい》』では、二五通りに分けています。現在でも体質を分ける方法はいくつもあるのですが、ここでは八通りに分類してみました。では、さっそく八つの体質を紹介してみます。読みながら、該当する項目にマルをしてみてください。

① 陽虚《ようきょ》体質 (冷え体質)

(特徴)
- 寒がりで手足が冷えやすい
- 舌が全体的に白く、両側に歯の形のギザギザがある。苔は薄く白い。
- 顔色に精彩がない
- 低体温気味

・大便がやわらかい
・夜間、何度もトイレに起きる
・冷たい飲み物よりも温かいものを好む

②陰虚《いんきょ》体質（ほてり体質）

（特徴）

・暑がりで手足がほてりやすい
・舌が全体的に赤く、苔は少ないかほとんどない。表面に裂紋がある。
・寝汗をかく
・やせ気味
・尿の色が濃い
・便秘がち
・肌が乾燥し、頰が赤い。特に午後頰が赤くなる
・不眠になりやすい
・のどが渇き、目が乾きやすい。
・冷たい飲み物を好む

③ 気《き》血《けつ》両《りょう》虚《きょ》体質（疲労貧血体質）

（特徴）

- 疲れやすい
- 舌は全体的に淡い色で苔は薄く白い
- 動くと息切れがする
- 食欲がない
- 冷や汗をかきやすい
- 便がやわらかい
- 元気がなくやる気が出ない
- 気虚と血虚体質の諸症状

④ 気《き》虚《きょ》体質

（特徴）

- めまいがする
- 舌は全体的に淡い色で、厚くはれぼったい感じ。縁に歯の跡が波打つようについている。
- 疲労倦怠感が強い
- からだに力が入らない

・暑くもないのに汗が出る
・風邪をひきやすい
・動くと体調が悪化する

⑤血虚《けっきょ》体質

（特徴）
・顔色が青いか土気色をしている
・舌は全体的に淡い色。苔はうっすら
・唇の色が悪い
・めまい、立ちくらみ、動悸がある
・不眠に悩まされている
・手足にしびれを感じる
・便が乾燥してコロコロしている
・髪に艶がない
・血圧が低い

⑥気滞《きたい》体質（滞り体質）

（特徴）
・イライラしやすい

・舌の両側に赤みがあり、中央に白、または淡黄色の苔
・胸や腹部が張って痛む
・ため息やゲップが出やすい
・怒りっぽい、憂うつ、情緒不安定
・便秘と下痢を繰り返しやすい
・ストレスが溜まりやすく、ストレスに弱い
・生理周期が不安定、ＰＭＳ（月経前症候群）

⑦瘀血《おけつ》体質

（特徴）
・皮膚の色が暗い
・舌の色が暗く紫っぽい。紫色の斑点が現れたり、舌の裏の静脈が太く蛇行する
・目の周りが黒ずんでいる
・肌が鱗のように荒れる。シミやソバカスが現れやすい
・刺すような痛みがある
・いつも頭痛や肩コリがある

・生理がひどく、塊がある

⑧痰湿《たんしつ》体質（脂体質）

（特徴）・口の中が甘く粘る
・舌に厚くベトベトした白色または黄色の苔がある
・からだが重くだるい
・口は乾くが飲みたくない
・脂太り、ニキビ、吹き出物
・むくみ、下半身がだるい
・軟便気味
・おりものが増える

全体にわたりいくつもマルがついた人もいると思います。その中で最も多くマルがついた体質が、現在のあなたの体質ということができます。「陽虚体質」といわれても「意味がわからない！」と思われる方も多いと思いますので、「気・血・津液」が体質にどのようにかかわっているのか説明しておきます。

①陽虚体質は気の不足（気虚）に冷えが加わり、からだを温めることができない状態
②陰虚体質は津液と血の不足で、体内の栄養と水分が不足した状態
③気血両虚体質は元気のもととなる気と、からだを滋養する血の両方が不足した状態
④気虚体質は気が不足し、臓腑機能が衰退して抵抗力が低下している状態
⑤血虚体質はからだを滋養する血の質と量が不足した状態
⑥気滞血瘀体質は気と血、両方の流れが悪くなっている状態
⑦瘀血体質は血の流れの異常で、流れが悪くなると同時に「悪い血」が留まった状態
⑧痰湿体質は水の代謝異常で、体内に不必要な水分が停滞している状態

ご自分の体質がなんとなくわかってきたと思います。女性にとって生理の状態はからだのバロメーターであると前述しましたが、生理の状態はその人の体質と深くかかわっています。第1章でチェックしていただいた生理の状態と体質との関係について、次に述べてみましょう。

生理から体質がわかる

生理については第1章でチェックしていただきましたので、ここでは体質との関係を説明しておきます。

① 陽虚体質と生理

陽虚とは、体内の陽気《ようき》が足りなくなっている状態をいい、最も多く出る症状が冷えです。中医学には必ず出てくる表現、「虚証《きょしょう》（足りないことによる異常）」のひとつです。陽と関連している臓腑には心、脾、腎、子宮があり、これらの臓腑に異常が現れるわけです。

女性の場合、子宮の冷えが生理に影響を与え、この体質の女性は生理周期が遅れる、生理痛がひどい、などの症状が出ます。原因は虚弱体質、気虚が悪化して陽虚になっている場合の他に、冷たいもののとりすぎ、衣服の薄着、過労も原因のひとつになります。女性がバリバリ働く現代では、仕事上のストレスも無視できない要因のひとつと考えられます。女性からだを冷やさない、意識的に温める、必要な養分を食物から補給していくことなどが大切です。

②陰虚体質と生理

陰虚とは、体内の陰、「血・精・津液」などの陰液が少なくなっている状態をいいます。その結果、体内の陽が盛んになり、内に熱がこもるなど熱の症状が現れます。関連する臓腑は肺、心、肝、腎、胃、大腸です。

このタイプは、ほてるなど暑がりの人が多く、生理は周期よりも早まるのが特徴です。原因は体質虚弱や食べ過ぎ、ストレスや慢性病、過労などです。

③気血両虚体質と生理

気血両虚は、気と血の両方が消耗した状態をいいます。気虚は気を作る臓腑の機能が低下したり、気が十分に作られないなど、気の消耗で起きる臓腑の機能低下をいいます。一方、血虚は血の滋養作用が低下し、臓腑に栄養が十分行きわたっていない状態です。

血の量、質ともに低下しているため、臓腑に栄養と潤いを十分に与えることができません。その結果、気が足りなくなって、気の力を借りて動いている血の流れも悪くなります。そのため疲れやすく、生理が遅れます。

原因は虚弱体質であったり、好き嫌いなど味の好みに偏りがある場合。また慢性病や過労が引き金になっていることが考えられます。関連する臓腑は心、肺、脾、胃、肝、腎です。

④気虚体質と生理

気虚は気を作る臓腑の機能が低下したり、気が十分に作られないなど、気の消耗で起きる機能低下をいいます。血は気の力を借りて全身を巡っているため、気が不足すると当然血の流れも悪くなります。その結果、生理周期が遅れる、生理痛などの症状が出ます。

気虚になると疲労感が強く、呼吸が浅くなる、風邪をひきやすい、夏バテをしたり立ちくらみを起こすなどの自覚症状が出てきます。細かいことにくよくよせず、気持ちを明るく楽観的に過ごすこと。食事を規則正しくとり、軽い運動をこころがけ、十分な睡眠をとることで生理の状態も変えることができます。

⑤血虚体質と生理

血虚は血の滋養作用が低下し、臓腑に栄養を与え、潤すことができなくなっている状態をいいます。『黄帝内経　素問』によると、すべての血は心に属するが、夜寝ているとき血は肝に戻り、目を養ってものがよく見えるようになる。足は血によって滋養され歩くことができ、手も指も血によってものを摑んだり、動かすことができる、といった内容のことが書かれています。

血虚になると心、肝はもちろん四肢に栄養が行きわたらず、不調を引き起こします。生理は量が少なく、周期が遅れる傾向に。原因は体質の虚弱や偏食、味の偏り、消化器系の病気による不正出血、さらには過労、鬱気分など精神的な要因で気の巡りが悪くなっている場合などが考えられます。

⑥気滞体質と生理

気滞は気が巡らず滞っていることで、気の運行がスムーズにいかないと自律神経の失調を招きます。気と同時に血の流れも阻害されているのがこのタイプ。生理は遅れ気味で、生理前に乳房が張る症状が出ます。乳房が張るのは気滞（気の滞り）によるものです。気、血ともに肝と深くかかわり、ストレスや飲食の不摂生、寒さ、暑さなどの外的な要因も考えられます。

⑦瘀血体質と生理

瘀血とは、簡単にいうと血行不順のことです。血の巡りが悪いために、四肢の末端にまで栄養が回らず、新陳代謝が低下。進行すると皮膚などが暗紫色になることもあります。

瘀血の原因としては、これまで出てきた気虚、気滞や、寒さによる血管の収縮、血熱という熱邪《ねつじゃ》が血に入ることで引き起こされる出血、さらに切り傷などの外傷によるものが考えられます。生理は周期が遅れ、刺すような生理痛がひどく、血に塊が混じるのが特徴です。

⑧痰湿体質と生理

痰湿とは、体内の津液が停滞している状態をいいます。津液がスムーズに流れなくなると体内に水が溜まり、めまい、肥満、頭重、頭痛の原因になったりします。さらに下半身のむくみや冷え、痛み、麻痺というかたちで現れるのです。原因としては、外界の寒さや湿気が体内に侵入したり、甘いものや油っぽいものを食べ過ぎたりして起きる場合と、肝胆、脾胃など臓腑機能の失調によって起きる場合があります。

生理周期に問題はなくても、生理に血の塊が混じったり、おりものが多いのが特徴です。臓腑は、水液代謝を司る肺、脾、腎がかかわっています。ふだんからからだが重くてだるい、食欲がない、軟便気味、お腹が張るなどの症状があります。

自分の生理の状態と体質が分かったところで、変化のときにいかにギアチェンジしたらよいのか。次に体質ごとの具体的な方法論に入っていきたいと思います。

目標を持ち、違う自分を探す

若い頃は別として、人生後半ともなると七年の節目を、「あら、また歳をとってしまう」とネガティブにとらえがちです。そうではなく、「七年ごとの体質チェックの機会」と考えればいいのです。いってみれば健康診断と同じです。自分をとり巻く事柄をひとつずつチェックしてみましょう。現在の環境、食習慣、生活習慣、外観など、いくつかのチェックポイントがあります。

物理的な要因と同時に精神面もチェックします。人というのはどうしても自分がバリバリ働いていたり、おしゃれをして颯爽と歩いていたとき、一番輝いていたときの残像を引きずってしまうものです。歳を重ねれば重ねるほど過去を引きずりがちなのですが、七年ごとの変節期に自分を客観的に眺め、思い切って過去と決別します。つまり新しい自分探しを決行するのです。

昔の自分を捨て、将来こうありたいと思う自分へと思い切って舵を切り替えます。特に変節期の六回目のカーブを迎える四〇代になったら、いつまでも自分は若いという考えにとらわれず、若さとは異なる付加価値を自分につけていく努力が大切です。

現代は若さが高く評価される社会ですが、外観の若さだけで勝負できる時期は瞬く間に過ぎていきます。その後、「若く見える」ことにこだわる人もいますが、当人が隠そうと思ってもはじけ出る「本物の若さ」と、「若く見える」とでは大きな違いがあります。

さらに、自分のことは案外わからないもので、私はこういう人と思っていても、他人の評価は異なっていることが往々にしてあるものです。人の目線を過剰に意識すると、これまた心のバランスをくずしてしまいますが、客観的に自分を眺めてみる目線は大事です。

心の健康診断のつもりで、「私ってどんな風に見える？」と自分に問いかけて、こうありたいと思う自分へと修正していきます。そのためには、いくつになってもこんな自分になりたいという理想像を持ちたいものです。

女性は子育て、老父母の介護を含め、周りの都合で動かなければならないことがたくさんあります。自分のためにあれもしたい、これもしたいと思ってもできないとき、私は「これは神様が与えてくれた自分育ての時間」と思うようにしていました。とはいえ、家の中にばかりいるとイライラすることが多いのも事実です。

そこで、「今は自分の充電時間」と割り切って、空いた時間を見つけてはフランス語や中国語の勉強をしたり、通信教育を受けたり、料理を習いに行ったり、自分でもよくやったと感心するくらい、猛勉強をしました。発散できないエネルギーを自分への貯蓄に回したわけです。いつかチャンスが来たとき、これを踏み台に飛躍できるようにと思っていたのです。

私の好きな言葉に、パスツールの「チャンスは準備した心に降りてくる」という名言がありますが、逆にいえば準備をしっかりしておけば必ずチャンスは巡ってくるということです。何かやりたくてもできないときは、将来のための準備期間と思い、自分のために投資し、自分を教育する期間と考えてみてはいかがでしょうか。

私自身の体験からアドバイスしますと、準備するときは目標をしぼり、持てる力を分散しないことが大切です。あれもこれもと両手に余るくらいの趣味を掛け持ちしている人がいますが、いろいろやってみた中でこれというものを見つけ、それに全力投球したほうが自分育てにはなると思います。持てるエネルギーと時間は限られていることを知ることも、自分を知ることのひとつではないでしょうか。エネルギーを分散させない、というのが私が実践してきた中村流生き方なのです。

そして、七〇歳台になった今、この齢まで元気にやってこられたのは、変化のときのギアチェンジが上手にできたからだろうなと思うのです。ギアチェンジが上手くできたということは、将来こうなりたいと思う自分像を、その年代ごとに明確に持っていたこと。だから修正するときに、こっちの方向だと迷わず決められたのだと思います。

中医学では、からだを診るだけではなく、精神と肉体は密接な関係を持っていると考えます。ですから、七年ごとに体質を知りメンテナンスすることは、からだだけでなく精神面のリセットにもなるのです。

そこで、次に薬膳としてどんなメンテナンス法があるのかを、具体的な食物をあげながら説明していきます。

体質ごとの欠点を補う食物の選び方

「薬食同源」の言葉どおり、私たちが日々口にしている食物は、漢方薬で使う生薬《しょうやく》と同じような効能を持っています。第2章で薬膳とは何かを述べましたが、すべての食物にはからだを温めるのか冷やすのかを見る「食性」、酸・苦・甘・辛・鹹のいずれの味かを見る「食味」、最終的にどの臓腑に入るかを見る「帰経《きけい》」、そして何に効くのかを見る「効能」があります。

それらを知った上で、食物の最も効果的な組み合わせを考えるわけです。それを「施《せ》膳《ぜん》」と呼びます。

「食性」「食味」はこの体質の人はとったほうがいい、逆にとらないほうがいいという食事原則があるので、それに沿って体質ごとにとってほしい食物をあげてみます。

①陽虚体質

この体質は寒がりで手足など冷えている人が多いので、まず食事原則としては、からだを冷やす性質の食べ物を控えます。アイスクリームや冷やした飲料、お刺身などもからだを冷やすので注意が必要です。とったほうがいいのはからだを温める性質を持ち、エネルギーを補うような食物です。

（おススメの食物）

ニラ、からし菜、生姜、にんにく、えび、羊肉、栗、胡桃《くるみ》、シナモン、丁子（クローブ）、鶏肉など。

②陰虚体質

体内に熱がこもり暑がりの人が多いので、からだを温める性質の食物はさらにからだを暑くするので控えます。陽虚体質にはおススメの生姜、にんにくなどはこのタイプの人にはご法度です。からだの熱を冷まし、体内の熱は津液も消耗させるので、潤す作用のある食物を多くとります。

（おススメの食物）

梨、ぶどう、白菜、山芋、ゆり根、白きくらげ、ごま、クコの実、スッポン、牡蠣、かに、いか、クラゲ、トマト、きゅうり、豚肉、魚介類など。

③気血両虚体質

疲れやすく、少し動くと息切れをしてしまう。さらに食欲もないこのタイプの人は、気、血ともに少なくなっているため、気や血を補う作用のある食べ物を多くとるようにします。

（おススメの食物）

栗、山芋、白米、もち米、ナツメ、にんじん、しいたけ、朝鮮にんじん、蜂蜜、鶏肉、豚肉、牛肉、羊肉、きのこ類など。

④気虚体質

疲れやすく、風邪をひきやすい、胃腸が弱いこのタイプの人は、気を補う食物を積極的にとります。アレルギー性疾患や不妊症にもなりやすいので、脾胃を中心にからだを温め、からだの抵抗力を高めることが大切です。

（おススメの食物）

穀類、山芋、じゃがいも、八つ頭、銀杏、にんじん、しいたけ、舞茸、ブロッコリー、アボカド、かぼちゃ、穴子、ふかひれ、いわし、うなぎ、鯖、にしん、ひらめ、鶏肉、豚肉、牛肉、羊肉など。

⑤血虚体質

顔色が青白く、めまいやたちくらみなどの症状があるこのタイプの人は、血を補う作用のある食物を積極的にとってください。それと同時に気を補う食物も一緒にとります。というのも、血は気に乗って全身を駆け巡るため、気が少ないと血も動くことができずにいるからです。

（おススメの食物）

ぶどう、ほうれん草、にんじん、龍眼《りゅうがん》、ライチ、ナツメ、落花生、桑の実、松の実、金針菜、黒きくらげ、レバー、なまこ、豚肉、羊肉など。

⑥気滞体質

気が上手く巡らずに滞っているために、イライラしやすく、胸や腹部に張りを感じ、ストレスに弱くなっています。このタイプは気だけでなく血も滞っているので、気の通りをよくする食物と同時に、血の流れをよくする食物をとります。みかんや紫蘇、ハーブ類など香りの強い食物には気の流れをよくする作用のものが多いので、香りを上手に利用しましょう。

（おススメの食物）

そば、大根、みかん、陳皮（干したみかんの皮）、仏手柑《ぶっしゅかん》、マイカイカ、ジャスミン、かんきつ類、ライチ、らっきょうなど。

⑦瘀血体質

血が滞っているため、肩こり、頭痛、生理痛や皮膚の色が暗く、目の周りが黒いなどの印象を人に与えます。血の流れをよくする食物をとると同時に、気の流れもよくすると、気血がスムーズに流れるようになります。

（おススメの食物）

アブラ菜、にんにく、ニラ、サンザシ、紅花、サフラン、桃仁《とうにん》酒（桃仁は生薬）、青背の魚、かに、酢生姜など。

⑧痰湿体質

からだの中に余分な水分が溜まっているこのタイプの人は、からだの中に湿を溜めてしまう甘いものや脂っこいものは控えます。うり類などの利尿作用のあるものを多くとり、体内に溜まった痰湿を取り除くことが大切です。

（おススメの食物）

ハト麦、小豆、緑豆、スイカ、きゅうり、冬瓜、セロリ、大豆、もやし、昆布、鯛、どじょうなど。

中村マジック3

お便りはからだが発する貴重な情報

お便りというとメールでのやりとりが当たり前の時代になってしまいましたが、からだも定期的にお便りを私たちに送ってくれています。私は、おしっこを「小さなお便り」、うんちを「大きなお便り」、月一回ある生理を「毎月のお便り」と呼んでいます。これらのお便りは、そのときのからだの状態を正直に知らせてくれます。

「小さなお便り」が黄色で尿量が少ない場合は、からだの中に熱がある状態。逆に尿の色が透明で量が多いときは、からだが冷えていると判断できます。また、からだの陽気が不足すると頻尿になりますし、熱によって津液が不足するとおしっこの回数は減ってしまいます。

「大きなお便り」に異常があると、便秘か下痢が起こります。便秘の場合は、原因が熱によるものなのか、陽気が盛んになり腸の滋養が失われた状態なのか、気が不足して腸のぜん道運動が低下しているのか、寒が強くなって腸内の気が滞っているのかを見ます。

「毎月のお便り」は、もし生理不順の場合は、予定よりも早まるのか、遅れるのか、早まったり遅れたりの繰り返しかを見て原因を探ります。

このようにして「お便り」から今からだに何が不足しているのかを知り、必要な食物をからだに送ってあげてください。からだのお便り、とても貴重な情報なのです。

第4章

人生後半を輝かせる「補《ほ》」と「瀉《しゃ》」のさじ加減

「瀉《しゃ》」上手は「補《ほ》」上手

「瀉《しゃ》上手」「補《ほ》上手」といっても意味がわからない方が多いと思います。「瀉」と「補」をひとことでいうと、「瀉」とは、からだの中の余分なものを外へ出すこと。「補」とはからだの中で足りていないものを補うことです。

女性も更年期を迎える頃から、あらゆる面でからだは「虚《きょ》」の状態、つまり足りていない状態になります。若い頃のように気・血《けつ》・津液《しんえき》を十分に作りだすことができず、気虚になったり、血虚になったり、からだに必要な体液が足りないなど、不足状態に陥りやすくなります。その結果として内臓の代謝低下を招くことになります。

それならば補えばいいと誰もが考えると思うのですが、「補」が効果をあげるためには「瀉」が必要なのです。工場の例をあげてみるとわかりやすいと思います。何か製品を作る工場の機械のひとつにトラブルが発生したとします。製造工程はその機械のところでストップ、もしくは速度が遅れるために、その手前で製造途中の製品は山積みとなります。結果を早く出そうと材料を投入すればするほど、工場内の渋滞はひどくなります。唯一の解決策は、渋滞の原因となっている機械を一度止め、修理することです。この修理が中医学の「瀉」に当たります。当たり前といえば当たり前のことなのです。

問題は「補」です。中医学では「補」の場合もやみくもに補うのではなく、いかに必要なものを必要とされる場所に補うかを考えます。私たちはともするとたくさん補うことで、不足を解消しようとし、過ぎたるは及ばざるがごとしに陥りがちです。

私が薬膳の勉強を始めた頃、この「瀉」と「補」の考え方に感動したものです。加齢＝補、は誰でも最初に考えることですが、同時に不要なものは出していくという「瀉」の考え方に、私は中医学の的確さ、奥深さを感じるのです。

更年期頃からどんな「瀉」が必要になるかというと、わかりやすい例が便秘とむくみです。両者ともに不要物がスムーズに外に排出されないために起こる症状です。便秘は気が足りない場合もなりますし、血や津液が足りないときにも起きます。特に年齢を重ねると便秘になる人が多いのですが、たかが便秘と侮るなかれです。

人間の体温は平均で三六度もあるため、便となる老廃物を放置しておくと、そこからガスが発生します。そのガスを血液が吸収すると、肌が黒ずんだり、しみが出るなどの原因にもなります。だから便秘はこわいのです。私は三日トイレへ行かないとすぐ「大黄甘草《だいおうかんぞう》湯《とう》（補中益気《ほちゅうえっき》）」「麦門冬湯《ばくもんどう》」などの漢方薬で「瀉」を敢行することにしています。

おしっこ、便ともに出すべきものは毎日きちんと出す。さらにいえば、食べたものをきちんと吸収し、残った老廃物は外へ出す。これが「瀉」の基本の「き」です。もし顔のしみで悩んでいるならば、手始めに、出すべきものがきちんと出ているかをチェックしてみてください。おしっこは一日五〜七回が普通といわれています（冬場は増加）し、便は個人差があるため毎日、もしくは二日に一回くらいを目安にします。

水分も同じで、体液として使用されるもの以外はおしっこや汗として排出されます。この水液代謝が上手くいかないと、むくみとして出てきます。特に冬場は発汗しないため水が溜まりやすく、私は毎朝、鏡で目元が腫れていないかをチェックします。むくみは最初にまぶたの腫れとして意識され、水の停滞の度合いが増すと下半身へと移動するからです。目の腫れは、余分な水が体内に溜まり始めていますよという赤信号なので、これをキャッチしたときには、私の場合は利水作用のある漢方薬を飲むか、小豆の煮汁、とうもろこしのお茶、緑豆などを積極的にとって水を体外に排出するようにしています。

いらないものを排出したら、次は「補」です。「補」も言葉でいうほどには簡単ではありません。何が足りていないかを知らなければならないからです。このとき役立つのが、前章で説明した体質です。気が足りなくなりやすいのか、血なのか、あるいは津液なのか。現在の自分の体質の傾向を知ると、何を補うべきかが見えてきます。

そして、補うときに注意したいのは、補いすぎないことです。こういうと、えっ？と思われるかもしれませんが、とりすぎは逆に内臓に負担をかけ、機能低下を起こします。その結果、吸収されないゴミが体内に溜まり、もっと「瀉」が必要な状態に陥ってしまいます。本当に必要なぶんだけを補う。四〇代以降は食物でいえば腹八分目、腹七分目が、「もう十分入りましたよ」のからだからのサインと、考えたほうがいいと思います。

「瀉」によってからだの負担が減ったところで、ゴミを増やさないように注意深く

「補」を行います。要は少しのエネルギーで「補」と「瀉」が上手くかみあった、消エネタイプのからだへと変えていくことが大切なのです。ゴミを大量に出さないからだといい換えてもいいでしょう。

現在地球規模で模索している循環型社会は、実は私たちのからだが目指していることでもあるのです。そういう意味でも七年ごとに訪れるからだの変わり目は、「補」と「瀉」が上手く循環できるからだにするために一度立ち止まり、からだの大掃除をするとき。整理整頓のときととらえるとよいのではないでしょうか。

三五歳から始める老いの準備

私もそうでしたが、今三五歳の人に、「老いてからのことを考えましょう」といっても無理な話です。まだ女性として絶好調の時期、老いや死とは自分は無縁、と思えるのがこの年代なのですから。しかし、中医学では「三五歳をピークに老化は始まる」と、女性として最も輝いている時期の女性たちにはかなり無情な現実を突きつけます。

確かに、からだの衰えを肌で感じるようになってから老後の暮らしを考えても遅いのです。私の好きな言葉「チャンスは準備した心に降りてくる」が、老いの準備でも役立ちそうです。老いといっても、浦島太郎のように一瞬で老人になるのではなく、老いは静かに近づいてきます。正確には、老いが近づいてくるのではなく、私たちの踏み出す一歩一歩が老いへと近づいているのです。

老いを受け入れ、それを活かすためにはやはりからだと心の準備が必要です。いつから準備を始めるかというと、からだの変わり目から見ると五周目、生命エネルギーの「先天の精」が補えなくなり、減少に転じる三五歳が最適なのです。

なぜならば、この時点で心構えができると、腎に蓄えられた「先天の精」を上手に補っていくことができるからです。減少していく「先天の精」を上手に補っていくと、老いへの下り階段をゆるやかにすることができます。バケツの水もかなり減ってから少量ずつ補うのは大変ですが、減り始めから足していくと急激な減少を食い止めることができます。何事も準備が大事というわけです。

しかし、中医学に救いがあるのは、たとえ何歳であっても始めるのに遅いことはないという考え方が一方にはある点です。腎精《じんせい》（腎に蓄えられた先天の精）が減った段階であっても、補充することでからだはよいほうへと動き始めます。すべての臓腑は関連し、ひとつの整体を作っていますから、からだ全体がよい方向へと変化していくプラスのスパイラルが働き始めるわけです。

ですから、現在六〇代、七〇代の人も、老化防止のためにまず補腎《ほじん》をしてほしいと思います。補腎とは腎に蓄えられた精を補うことで、腎精の不足を補います。

次に補腎効果のある食物をあげておきます。

黒米、カシューナッツ、栗、黒胡麻、カリフラワー、キャベツ、ごぼう、どんこ、ブロッコリー、プルーン、ぶどう、ブルーベリー、うなぎ、えび、ほたて、マナガツオ、スズキ、鶏のレバー、豚肉、烏骨鶏の卵、牛乳、オイスターソースなどです。

色の黒い食物は腎に入るものが多く、ナッツ類もサラダのトッピングやお茶受けなどに大いに利用してほしいものです。さらに老化を考えるとき、臓腑では腎とのかかわりが深いことも心に留めておいてください。

老化には、腎とともに脾の健康も重要です。口からとりこむ飲食は一度胃で消化され、そこから得た精微《せいび》（栄養）は脾に蓄えられます。ここで蓄えられている栄養が「後天の精」と呼ばれ、腎にある「先天の精」の減少ぶんを補う重要な役目を担っています。そのことから、老化に大きくかかわる臓腑は腎と脾ということになります。

日々の飲食から「後天の精」を補う場合、脾胃をはじめとした消化器系が健康でないと、せっかく食べたものも十分吸収されないことになります。そればかりか、からだの循環の障害にもなります。特に日本人は世界の中でも脾胃が弱いといわれ、効率よくからだに必要な栄養分をとるためには脾胃の健康が絶対条件となります。未消化のものが多いと他の臓腑へ負担をかけることにもなりますので、年齢に関係なく、消化器の健康は特に重要視してほしいものです。

これまで七年ごとに自分を見直すことの大切さを何度もお話ししましたが、転換期に整理整頓がきちんとできると、次の七年間は楽に進めるものです。たとえ老いに向かってであろうと、頭を上げ、前をしっかりと見て歩むことができます。

私の場合は、変化のときにはからだと心をリセットすると同時に、生活空間のリセットも行ってきました。たとえばクローゼットを開け、持っている洋服を吟味します。その昔主婦給を貯めて買ったデザイナーズブランドの服を、これからも着られるかどうかひとつひとつチェックし、不要なものはスッパリとリサイクルショップへ回します。

持つ洋服の枚数はクローゼットに収まり切る、が私の基準です。色も黒か茶が主体。洋服の数も決して多いほうではないと思います。人前に出る機会が多いので外側こそデザイナーズブランドを着ますが、内側に着るシャツや自宅用で着ている衣服のほとんどはユニクロです。からだ同様たくさんゴミを出さない生活が理想なので、家の中は家具も最低限のもので実にシンプルです。

七年ごとのからだの変化期というのは、からだと心のメンテナンスをすると同時に、それまでの暮らしぶり、ファッションを含めた生活全般をチェックしてみてはいかがでしょう。「瀉」を上手にして無駄をはぶき、必要なものだけを「補」する。必要なものだけを補うためには、自分はどうありたいのか、今後どうなっていきたいのかを知らなければなりません。生き方の見直しにもなるわけです。

からだと心を調整しながら、最期の日まで人は自分探しをしていくのだなーと、最近しみじみ思うのです。

女性の美しさ、それはまず健康であること

女性の美しさの定義はいろいろあります。もし今、「美しさとは？」と聞かれたら、私は迷わずに答えます。「健康であること、それがいちばん美しい」と。

なーんだと思われる方もいらっしゃると思いますが、年齢を重ねても健康であり続けることは、実はとても難しいことです。二人に一人が「がん」にかかる時代、健康でいることは本当に難しい。社会がいうところの高齢者であっても、からだが健康で、それが外ににじみ出ていたら、私は「きれい！」と心からの賛辞を送ります。

若い頃は確かに自分も周りも見た目の美しさに振り回されていたと思います。ところが、若い頃はどちらかというと平凡だったのに、四〇代を過ぎてから突然魅力的になる人がいます。周りの喧騒に惑わされずコツコツ自分を磨き、自分の世界を築いてきた人です。

若い頃はおそらく本人にとってコンプレックスとなっていた部分が、個性として輝き始めた彼女たちを見ていて、人間っておもしろいな、人生っておもしろいなと思うのです。

生まれもった姿かたちで勝負してきたのが人生前半だとすると、何をどのように補ってき

たか、つまりそれまでどう生きてきたかの花が咲くのが人生の後半。

我が家のキッチンには、入口に一枚の台紙が貼ってあります。「人生六春《ろくしゅん》」という題で、「幼春、少春、青春、壮春、熟春、老春」の言葉が躍っています。人生にはいつも春があり、暦の上では老人と呼ばれる年齢になっても、夢を持っているあいだは春、という意味です。キッチンへ行き、この言葉を見るたびに背筋をピーンと伸ばし、「よし！」という気分になるのです。

各年代で春を持ち続けるためには、健康であることが不可欠です。最近は五〇代、六〇代になってもイキイキと社会の中で活躍する女性が増えています。いえ、七〇代、八〇代になっても老人というのが申し訳ないほど潑剌とした女性たちを見かけます。

この傾向をとてもよいことだと私は見ています。でも、ひとつだけ注意してほしいのは、若いことと、若く見えることとは、似て非なるものだということです。最近はエステ、美容整形など外観の若さを保つための選択肢も増え、お金をかければ外観の若さを買える時代になってきました。とはいえ、今の医学でも絶対に変えられないものがあるのです。なんだと思いますか——それは体内年齢です。

これは私がある中医師からいわれたのですが、どんなに外観は若く見えても、その人の心臓や肺などの内臓は、生まれてから休むことなく実年齢の時を刻んでいるというもの。いわれて、ハッとしました。私たちの心臓は母親の胎内にいるときから鼓動を始め、五〇歳ならば五〇年にわたって一日も休むことなく働き続けているのです。当然五〇年分の疲労も蓄積されているはずです。

この話を聞いてから、私は外観の若さと同時に内臓をはじめとした体内環境の若さも追求しなければいけないと思うようになりました。今私が考える健康とは、食べたものを確実に吸収でき、余分なものは外に排出できること。もっといえば、入ってくるものと出ていくものの収支がきちんととれているからだということになります。

からだの中のバランスは、当然外観にも影響してきます。余分な脂肪をつけていない、気血《きけつ》が上手く巡っているために顔色もよく、肌に艶がある。目に光があり、しわやしみがない、弾むような足取り、などなど。数え始めたらきりがないほど、人の外観は内臓の状態を反映しています。特に閉経後は、体内環境がそのままその人の印象を左右していると考えても間違いではありません。

ですから、外観のおしゃれを考えるのと同時に、体内環境にもぜひ目を向けてほしいのです。体内が健康ならば心も明るく、前向きにものを考えることができます。「もう歳だから」といったネガティブな発想は出てこないはずです。特に人生後半に迎える春は、健康でなければせっかくの喜びを享受できません。

三五歳前までは多少不摂生をしたり、食事が偏っていても幸か不幸か外観を左右することはありません。ところが、三五歳を過ぎると年齢とともに生活の質、食事の質が確実に外観に反映されるようになります。ある年代になったら、「女性の美しさは健康」と頭を切り替え、健康であることにエネルギーを注いでほしいものです。

人生後半の美しさは、体内からにじみ出てくる健康的な美しさです。

肌は内臓の鑑《かがみ》

赤ちゃんのようにきれいな肌をしたおばあさんに会ったことがあります。毎日石鹸できれいに洗顔するだけで、化粧品はつけたことがないそうです。家の農業を手伝い、太陽の光を浴びて暮らしてきたことが信じられないほど、顔にはしみひとつありません。

「赤ちゃんの肌みたい」と賞賛すると、一〇〇歳の彼女は「何もしなかったのがよかったんかね」と愉快そうに笑いました。この齢になっても病院通いもなく、入院したことすらないというのです。近くに住む娘さんに見守られながら、一〇〇歳になってもできる範囲で家事をこなし、ひとり暮らしを楽しんでいる彼女を見ていて、「肌は内臓の鑑《かがみ》」という言葉を思い出しました。そして、この言葉をあらためて噛みしめたのでした。

「肌は内臓の鑑」の内臓とは、「心・肺・脾・肝・腎」の五臓を指しています。繰り返しになりますが、中医学で「心」という場合、西洋医学でいう心臓だけを意味するのではなく、中医学では心に関係する精神や意識、汗、脈、舌など外部に現れる生理現象をも含めて「心」と呼びます。心臓を臓器だけでなく非常に広いとらえ方をしている点に注意してほしいと思います。

生理機能まで含めた五臓が活発に動き、代謝が上手くいっていると人は健康でいることができます。薬膳的にいえば、からだに①不必要なものを出し、②足りないものを足し、③留まっているものを巡らせる。この三つの効果を持つ食物を上手に利用することで、健康で体内循環のよいからだにすることができます。

皮膚と直接かかわりのあるのは五臓の中でどこだと思いますか。答えは、「肺」です。皮膚は肺の状態と深くかかわっています。私たちが人を見て「肌がきれい」という場合は、皮膚そのものだけでなく顔色や唇の色、爪の色、髪の艶などを見て、全体の印象として表現することが多いのではないでしょうか。

顔色は五臓の心とかかわっていますし、唇は脾と、爪は肝、そして髪の毛は腎の状態を表しています。つまり肌のきれいさには五臓すべてがかかわっているということです。最初にお話した一〇〇歳のおばあさんは老化と上手につきあい、一〇〇歳なりの健康を保っている。五臓が元気で働いているから肌が赤ちゃんのように初々しくいられるのでしょう。

豆と季節の野菜、小魚、海草が大好きという彼女は、毎日の食事に感謝し、必要なだけの量をゆっくり三〇回は噛んで食べるそうです。毎食バランスのよい食事に加え、食べ過ぎることなく、適量を守っているため内臓への負担も少ないのです。負担が少ないから肌がきれいになるという、願ってもない好循環が生まれているといえます。

「補《ほ》」「瀉《しゃ》」をまちがわなければ、いくつになってもきれいな肌でいられると思うと、元気が出てきませんか。彼女の歳になるには、私はあと二〇数年。一〇〇歳まで生きられるかは別としても、きれいな肌を持ち続けたいと願っているのです。

肌の関連でいうと、気持ちが沈んでいるときは肌の色も表情も暗く見えるし、恨みや怒りの感情も内臓の機能を傷つける結果、顔の精気が失われ、深いしわが刻まれたりします。

かように肌には心の状態、精神状態が正直に出てくるものなのです。ですから、五臓を含めたからだの健康だけに心をくだくのではなく、心の豊かさ、人としての温かさを持てるよう努力してほしいと思います。

美しい人は健康な人といいましたが、「美しい」の中に、心が温かく、周りの人たちに思いやりの持てる人をつけ加えたいと思います。かたちとしての美しさが衰え始めたとき、それを補完してくれるのは心の豊かさと優しさなのです。年齢は、重ねるほど心の状態を顔や表情に映し出してくるようになります。日頃から周りの人たちへの許容量を大きくし、好き嫌いで人を判断をする前に、相手を受け入れる寛容の心も大切です。

こちらが相手を受け入れると、相手もこちらを受け入れてくれるものです。こちらが拒絶すると相手も拒絶する。これは私の体験からいえることなのですが、人間関係はよほどの場合以外は、第一印象でいい人だ悪い人だと判断するのではなく、ただ受け入れてみると思いもかけぬ発見やご褒美をもらうことがあります。

からだには「補」と「瀉」が必要ですが、人間関係は「補」を中心に行ったほうがよい人間関係が築けるというのが私の実感です。心の状態は五臓と関係している話は何度もしていますが、人に優しく、思いやり深く接するには、まずはからだが健康でなくてはできませんし、気配りができるためには気を十分に持っていなければなりません。そのためにもまず健康でいてほしいのです。

美しい人への道は課題の多い道ではありますが、健康へ向かっての陽だまりの道でもあります。

「補」と「瀉」の食物を上手に使いこなす

数年前からデトックスという言葉が流行し、デトックス鍋など料理界でもさまざまなメニューが登場しました。デトックスとは、解毒です。からだの中に溜まった毒素を外に排出することで肌も輝きをとり戻すというので、女性たちの心をつかんだのです。

「瀉」の効能のひとつはむくみの原因ともなる水分代謝ですが、解毒も「瀉」の重要な働きに入ります。この他にも滞りドロドロになった血液を溶かして巡らせる、脾に溜まった湿を取り除く、体内の熱をとり除くことも「瀉」の仕事です。

海に囲まれている日本は海産物が豊富です。グルタミン酸が豊富な昆布は利尿作用に優れ、からだがむくみやすい人には最良の食物です。この他にもわかめやのりなどもむくみ予防と同時にからだの中の塊を溶かす効果があり、がん予防が期待できます。

春に出るたけのこやたらの芽、菜の花、ふき、ふきのとう、貝類のしじみにも解毒作用があります。また、たけのこには利尿作用があり、体内の汚れを洗い流してくれます。と同時に、食物繊維が豊富なために、便秘や大腸がんの予防にもなります。

自然界はすごいなと思うのは、春にはこれまでお話したような食物を、夏には解暑といって体内の熱をとり除くトマトやきゅうり、冬瓜といった野菜が旬を迎えますし、秋には老廃物を外へ出してくれる里芋、ごぼうなどの根菜類が出回ります。冬には辛温《しんおん》効果のある生姜やニラ、にんにく、便通をよくする白菜やほうれん草などの野菜が店頭に並び、人間のからだの「瀉」がスムーズに行えるような環境を常に整えていてくれるということです。

旬のものを食べていると、「瀉」と「補」が自然に行われることから、昔の人は「旬のものを食べなさい」と母から娘へ伝えてきたのです。「補」と「瀉」を上手に行うということは、自然の移り変わりに敏感になり、自然が差し出してくれる海や山の幸、畑でとれる野菜などを、知恵を働かせ、感謝の気持ちでいただくことなのです。

私たちが毎日使っている食物は、「補」か「瀉」、あるいはその双方の効能を持つものばかりです。季節によって上手に使い分け、健康なからだを手にしてほしいと思います。

春にぜひ作りたい若竹煮をご紹介しましょう。若竹煮はわかめとたけのこの煮ものです。新わかめが出回る頃になると陸地ではたけのこが地を割って出始めます。季節を同じくして産する食材がお互いの味を引き立て合う場合にこれを「出合いもの」と呼びます。春のからだに必要なおいしい「出合いもの」を使った昔ながらの一品です。

❖若竹煮

材料

たけのこ(皮つき) 700g、米ぬか ひと握り、赤唐辛子 2本

わかめ 適宜

煮汁 だし 2カップ、砂糖 大さじ3、うす口醬油 大さじ3+½

酒 大さじ2

木の芽 少々

作り方

①皮つきのたけのこは縦に包丁目を入れ、米ぬかと赤唐辛子を入れた水で茹でる。

②竹串が中まで通ったら、そのまま冷ます。
③冷めたら皮をむき、食べやすく切る。
④わかめは水に浸して戻し、すじを取って大きめに切り、熱湯で軽く茹でる。
⑤煮汁を合わせて煮立ったらたけのこを入れて煮含める。火を止めてからわかめを入れる。
⑥器にたけのことわかめを盛り、煮汁を入れて木の芽を上に添える。

中村マジック4

ヨーグルトときなこのパック&オリーブオイル・マッサージ

美容にはお金をかけないで、自然界の恵みを使うのが中村流です。日本酒を化粧水がわりに使っている話はすでにしましたが、パックとマッサージも、実は台所にあるものばかり。毎週一回私が実行しているのは、「プレーンヨーグルトときなこのパック」です。それぞれ大さじ一杯のヨーグルトときなこを器に入れ、よく練ります。それを顔にぬり、置くこと二〇分くらいでバリバリになるので、洗い流します。

洗顔後、毎週二回は続けているのが「オリーブオイル・マッサージ」です。台所のエキストラバージンオリーブオイルを適量手のひらにとり、顔をやさしくマッサージします。オリーブオイルには抗菌作用もあり、マッサージの後洗い流す必要がないのでとても楽チン。顔だけでなく、洗髪の後も髪につけるなど、オリーブオイルが大活躍です。私の美容法は、食物パワーなのです。

第5章

季節に合ったからだの養生法

季節の中でからだの声を聴く

わが家を出て五、六分も歩くと調布市を流れる仙川《せんかわ》の土手に出ます。川面には鴨や白鷺が漂い、その姿を楽しみながら土手の周辺をウォーキングするのがここ何年来の日課です。冬場はうっすらと汗が滲む程度、夏場はどっと汗が噴き出すくらいの早足で歩きます。

川の周辺の木々や草花の変化も楽しみのひとつで、梅、沈丁花が春の使者だとすると、春の女王はやはり桜です。満開の桜の下を歩くとき、何ともいえない贅沢な気分を味わえます。続く新緑から秋の金木犀まで、五感すべてを楽しませてくれる素敵な時間です。「あー、日本に生まれてよかった」としみじみ感謝します。

四季の移り変わりがはっきりわかる日本では、自然だけでなく、からだも季節ごとに変化していることを実感することがよくあります。立春が近づくと春にはほど遠い寒さであっても、私の場合は、突然お寿司が食べたくなります。私の知り合いは急にパンが食べたくなり、「あー、春が近いな」と実感するそうです。

味覚に季節がかかわっているって、おもしろいと思いませんか。春に向かってお寿司やパンが食べたくなるのには、実はそれなりの理由があります。五行学説によると、春の「五味《ごみ》」は「酸」です。五臓は「肝」。活発に働き始めた肝が求めるのが酸で、そのため春になると酸味がほしくなるのです。一方、パンの原材料の小麦粉の効能は、安神《あんじん》といい、精神の安定を図る作用があります。精神が不安定になりやすい春にパンを食べたくなるというのも、からだからの要求と考えることができるのです。

からだの声をきちんと聴き、季節の特徴を知った上でそれに応えていけば、人は健康に暮らすことができます。そのためにも、自然界の変化に敏感になると同時に、ぜひからだの声にも耳を傾けてほしいと思います。中国最古の医学書『黄帝内経《こうていだいけい》』には、四季の養生法が記されています。「四季調神大論篇《しきちょうしんだいろん》」の中に書かれているのですが、中医学の五行学説では季節は四季ではなく、五季に分けるのが一般的です。

季節は五季的にいうと、春、夏、長夏、秋、冬と巡りますが、長夏はいってみれば日本の梅雨の状態に該当します。高温で湿気が高くじめじめした長夏は、日本の場合は梅雨の時期と、夏から秋へと向かう残暑の時期の二回あることになります。これらの時期は長夏の養生法を参考に、食事や健康を図るといいと思います。

からだの声に耳を傾けるために、まずは各季節の特徴を知り、からだにどのような影響を及ぼしているのかを知ってほしいと思います。

季節ごとに変化するからだの養生法

●春に気をつけたいこと

春は立冬から立夏までの三カ月間をいい、冬を支配していた陰気《いんき》の中から陽気《ようき》が立ち上がり、地面の下ではそれまで冬眠していた命が動き始めます。自然界のあらゆるものが生まれる準備を始めるのです。人のからだの中も例外ではなく、陽気が増え気温が上昇するとともにからだが緩み始めます。

万物が生長・発育・成長に向けて動き出します。この時期、私は童謡「春よ来い」の歌詞を思いだします。「歩き始めたみいちゃんがおんもへ出たいと待っている」のは、春が目の前まで来ているからなのです。命あるものすべてにとって、春は特別な季節です。

第2章でお話した「五行学説」(42頁参照)を思い出してみてください。春は「木」で、方角は「東」。春風は東から吹き、植物に命を吹き込んでいきます。また、気圧の変化が激しく、風も吹きやすくなります。色は「青」。確かに春の山というのは緑というよりも、青く霞んだ印象があります。このような自然界の中で、命は成長していきます。

この時期、人間のからだも気圧や気温の変化でバランスをくずしやすく、風が吹くようにからだの状態も変化しやすくなります。さらにすべてのものが外へ出ようとするのにつれ、それまで隠れていた持病が顔を出すときでもあります。からだが外界の変化についていけず、風邪や細菌、ウイルスが体内に入りやすいなど、病気にもかかりやすくなります。

どんな病気が増えるかというと、陽気の上昇にともない上部、つまり上半身に出やすくなります。風邪やウイルス、細菌などによる感染症、風邪が引き金になるけいれん、てんかんの発作など。また、精神疾患、高血圧、不眠、めまいなどが発症しやすくなります。

昔は五月病といわれましたが、ウツを引き金とする自殺が増えるのもこの時期です。春は五臓でいうと「肝」の機能が活発になる季節。外界の変化は肝に影響を与え、肝の機能が活発になり過ぎるきらいがあります。中医学では「肝陽上亢《かんようじょうこう》」「肝風内動《かんぷうないどう》」などドラマチックな表現が多いのですが、肝の気が上にあがるなど、肝の暴走を意味します。

肝の主な仕事は造血と血量の調整で、心臓と協力してからだの必要なところへ血を届けますが、夜になると血は肝へ戻ってきます。五行相関図（44頁）を見ていただくと、肝と心は相生関係（母子関係）にあります。肝にたっぷり血が蓄えられていれば、心も順調に血液を送り出すことができるのです。

もうひとつ肝の大きな働きとして、自律神経のコントロールがあります。肝の機能が過剰になると、自律神経にも影響が出てきます。さらに肝の気の巡りが悪くなると、イライラしやすい、怒りっぽいなどの症状が出ます。

肝の状態は上半身では目に出やすく、目が赤くなったりドライアイになったりします。一方下半身では筋に出ることが多く、寝ていてこむら返りを起こしたりします。生理不順、爪に筋が入る、爪が薄くなるなども肝の不調が原因と考えます。

冬から春への大きな変化に加え、春というのは生活環境の変化が重なる時期です。卒業、入学、入社、転勤、異動など、新しい環境の中でどうしてもストレスを抱えやすくなります。ストレスは肝の機能のバランスをくずすため、精神的な問題を抱える人が増えるのは当然といえば当然のことなのです。

春の養生

『黄帝内経《こうていだいけい》』によると、「人々は少し遅く寝て少し早く起き、庭に出てゆったりと歩き、髪を解きほぐし、からだをのびやかにし、心持ちは活き活きと生気を充満させて、生まれたばかりの万物と同様にするがよい」と書かれています。

どういうことかというと、春は気持ちもからだも外へと発散させながら走っていく時期。そのため、服もからだを締めつけず、ゆったりとしたものを着なさい。髪の毛もしばらないほうがいいとアドバイスしているのです。

仕事の場ではカチッとした服装が好まれる現代社会ではなかなか難しいアドバイスではありますが、せめて仕事から離れたときは心もからだも解放してあげる。できるだけのびやかな気分でいられるような環境作りをすることが大切です。

また、気持ちが不安定になりやすいので、好きな音楽、お茶、アロマの香りなど、気持ちを鎮めてくれるモノ、場所、人などを日頃から見つけておくことも大事です。感情の嵐に巻き込まれず、できるだけ気持ちを安定させる努力をします。肝の気を安定させておくことは、他の臓腑への悪影響を抑えるためでもあるのです。

気の巡りをよくするために散歩や軽い運動もおススメです。春にからだを上手にコントロールできると、一年中元気で過ごせる。これは私の実感です。

春の食養生

春の食養生のポイントは七つあります。

①肝機能が活発になるため、肝の気の流れを調節する食物をとる。
②「五行相関図」(44頁)では、肝と脾は互いを抑えることでバランスをとっている関係です。肝の暴走は脾胃を傷つけるため、脾胃を健康にする食物をとる。
③気《き》・血《けつ》・津液《しんえき》を補う食物をとる。

④冬の間にからだの中に溜まった熱（内熱）をとり去る作用のある食物をとる。
⑤肝の働きが活発になりすぎたときは酸味を上手にとり入れる。
⑥陽気が盛んになりからだの代謝も活発になるため、疲れも出やすくなる。そんなときは甘味を上手にとり入れる。
⑦陽が盛んになるため、体内の陰や血（陰に属する）を補う、補血滋陰《ほけつじいん》の食物をとる。

以上の点を頭に置き、そのときの体調を見ながら食物の組み合わせを考え、料理を作ります。特に肝は血液を貯蔵する臓器です。プールされる血液の質がよくなるよう、レバーや鉄分の多いほうれん草、ウコン（ターメリック）を多くとることをおススメします。

ウコンは「血中の気薬」と呼ばれるほど、血を活性化させ血の循環をよくする効能があります。それと同時に気を巡らせて、解鬱《かいうつ》というウツウツした気分を解消する作用もあるのです。私は春はウコンを料理に使うだけでなく、ウコンに熱湯をさし、黒砂糖か蜂蜜を入れた飲み物をよく作ります。

注意してほしいのは⑤の酸の使い方です。五行学説では「肝に入るのは酸」となっていますが、とり方に注意が必要です。特に私たち日本人はこれがいいとなると、スーパーの棚から商品が消えてしまうほど買い込む傾向があります。春に酸味のものがいいとなると、毎日お寿司や酢の物を食べてしまいがちですが、酸にはものをギュッと引き締める収斂《しゅうれん》作用があります。

春は心もからだも伸び伸び外へと発散させていきたい時期なので、酸のとり過ぎはそれを邪魔してしまうのです。ですから、肝の気を鎮めるために酸味をとるのは正解ですが、とり過ぎると逆効果となってしまいます。春は酢の物やお寿司などの酸味のものをときどきとる。この「ときどき」をぜひ守ってください。

では、具体的に食物を紹介してみます。

◇肝気の流れをよくする食物　↓　疏肝《そかん》（理気）

三つ葉、陳皮《ちんぴ》（干したみかんの皮）、仏手柑《ぶっしゅかん》、グレープフルーツ、ジャスミン、マイカイカ、かじき、ウイキョウ、ウコン、サフランなど。

◇肝の陽気を平穏な状態にする食物　↓　平肝《へいかん》

アロエ、クレソン、せり、セロリ、菊花、金針菜、トマト、なずな、穴子、くらげ、あわび、決明子《けつめいし》、天麻《てんま》など。

◇脾胃を健康にする食物　↓　健脾《けんぴ》

穀類、豆類、キャベツ、石決明《せっけつめい》（砕いたアワビの殻）など。

◇血を補う食物　↓　補血

黒豆、アーモンド、黒ごま、黒きくらげ、にんじん、ほうれん草、ぜんまい、プルーン、よもぎ、龍眼《りゅうがん》、肉類、うなぎ、穴子、ひじき、たこ、鰹、鯖、なまこ。まぐろ、桑の葉、ナツメ、金針菜、レバーなど。

◇陰を補う食物　↓　滋陰《じいん》

山芋、黒豆、黒ごま、白きくらげ、黒きくらげ、にんじん、ほうれん草、桑の実、アワビ、スッポン、はまぐり、いか、さより、マテ貝、アユ、白魚、鴨肉、豚肉、鶏卵、クコの実など。

◇解毒作用のある食物　↓　解毒

たらの芽、たけのこ、菜の花、ふき、ふきのとう、まこもだけ、しじみなど。

山菜やたけのこ、なずな、菜の花など、旬の食物には肝を平穏な状態にするだけでなく、冬の間の溜まった熱や老廃物を体外に出す解毒作用があります。このように旬の食物には、からだを維持するために必要な自然の恵みがギュッと詰まっていて、生き物がきちんと生きられるようになっていることに、私はいつも感動してしまいます。

旬の食物をたくさんいただき、春の間健康に過ごすことができると、やがて迎える夏も健康でいられるというわけなのです。

春のメニュー

❖キャベツとほたて貝のサフランスープ

材料（2人分）キャベツの葉　3枚、ほたて貝（刺身用）4～6個、サーモン　1切れ
スープ　3カップ、白ワイン　大さじ3、バター　10g
ハトムギ（ゆでたもの）　大さじ3、ディル　2本
サフラン　1つまみ（水大さじ2に浸す）、塩・こしょう各適量

作り方　①キャベツは大きめのザク切りにし、ほたて貝はそのまま。
②サーモンは一切れを四つに切って塩を軽く振り、しばらく置いてから湯通しする。

③鍋にキャベツ、サーモン、ほたてを重ねて入れ、その上からスープ、白ワイン、バターを加え、蓋をして5分くらい中火で煮る。

④③にサフランを浸した水ごと入れ、色が出るまで3分程度煮る。ハトムギを加え、塩とこしょうで味を調える。

⑤器に盛り、ディルを添える。

効能　クレオパトラの美しさの源といわれるサフランは血液の循環をよくし、月経痛なども改善、顔色をよくします。ほたて貝はからだに必要な体液、血液を補い、サーモンは気血を補い、ハトムギは利水といって体内の余分な水分を外に排出してくれます。

❖グリンピース入りウコンご飯

材料（4人分）　米　2カップ、グリンピース（むいたもの）　½カップ
ウコン　小さじ½、塩　小さじ½、水　米の2割増し

作り方
①米は炊く30分前に洗ってザルに上げる。
②炊飯器に米、水、ウコン、塩、グリンピースを入れて普通に炊く。

③炊き上がったら5分蒸らして上下を返す。

効能　ウコンは春先高ぶりやすい気分を静めるほか、気や血を巡らせて肌をイキイキとさせてくれます。グリンピースには消化を助ける働きもある。

●夏に気をつけたいこと

蒸し暑い日本の夏は過ごしづらいの一言に尽きますが、薬膳で体調を整えることを知ってからは、私にはそれほどつらいものに感じられなくなりました。暑い季節にはたっぷり汗をかき、冬からずっと引きずってきた老廃物を一気に外へ出してしまおう。そう前向きに考えることで、「夏はデトックスに最適」と、暑さを逆手にとることにしているからです。

五行理論で考えると、夏は「火」で、方向は「南」、色は「赤」、気は「暑」、五味は「苦」です。一年の中で最も気温が高く、湿度も高く、自然界のすべてが生長する時期です。天の気が下がり、地の気が昇ることで二つの気が交じり合い、植物は花を咲かせ実をつけると考えられています。

人のからだも陽気が最も盛んになり、気温の上昇で気血の運行が活発になります。五臓は「心」。中医学では、心は神《しん》（精神）の宿るところで、血の循環を支配し、脈の大本《おおもと》であり、生命活動の中心と考えます。心臓の拍動を行っているのが「心気《しんき》」で、この心気が充実していれば心拍数も脈拍も正常に保たれます。ところが、夏の暑さは心拍数を速めてしまい、心気に負担をかけるため、夏は心をいたわる必要があります。

心は血液の循環だけでなく、精神、意識、思考といった神経活動にもかかわっていて、心が亢進し過ぎると不安感や不眠、動悸といった症状が出てくるからです。

人のからだは汗を出すことで体表を冷やそうとしますが、汗は「心液《しんえき》」との別名があるほど、心と深くかかわっています。「五行属性表」を見ても、心の液は「汗」となっています。汗の生成、排泄に心と血が密接にかかわっていて、汗をかくと津液《しんえき》不足が起こってきます。そのため津液を補い、心を鎮めるような食物をとることが大切になります。

津液を補うというと、まず水と考える人がいるかもしれませんが、単なる水ではなく津液の材料となる食物からとってほしいのです。夏はレタスやトマト、きゅうりなど、水分たっぷりの夏野菜が出回ります。からだが必要としているものは、きちんと自然界が提供してくれているのです。そのことに気づくと食生活は大幅に変わってきます。

また、夏は「炎上」の性質を持つことから、高熱、喉の渇き、多汗、夏バテ、熱中症などの症状が出やすくなります。しっかり働いた後は十分休養し、水分をとることも大切です。

夏の養生

『黄帝内経』によると、「人々は少し遅く寝て少し早く起きるべきである。夏の日の長さ、暑さを嫌うことなく、気持ちを愉快にすべきで、怒ってはならない」とあり、花をつけた植物のように陽気を外に向かって開き発散させることが大切で、この道理に反すると心気を損傷し、秋に病になると書かれています。

まず夏場の養生としては、第一に、汗によって失われた津液を補うこと。次に暑熱を冷ます飲食物をとる必要がありますが、冷たいものと水のとり過ぎには要注意です。冷蔵庫でギンギンに冷やしたものを飲むときは確かに一瞬爽快感を覚えますが、冷えたものは脾を傷つけ、消化機能を低下させます。冷蔵庫で冷やしたものはしばらく置いてから口に入れるなど、水は自然界の冷たさで飲むのが実はからだにはいいのです。

自然界で一番冷たい水といわれているのは何かご存じですか。答えは井戸水です。地下から汲み上げる井戸水は年間を通して約一五度前後と昔からいわれ、冷蔵庫のない時代には最も冷たい飲み物として、夏場、人々ののどを潤してきました。

現代社会では、自動販売機からすぐに冷やした飲み物が手に入ります。外食時にビールを注文すると、よく冷えたビールが出てくるのは当たり前。家庭でも夏は来客に氷の入った飲み物を出すのがおもてなしで、それもクーラーのよく効いた部屋で飲むのですから、からだは冷え切ってしまいます。脾は冷えるのを嫌い暖を好みます。冷たいもののとり過ぎは、確実に脾の消化機能を低下させてしまいます。夏場お腹を下しやすいのは、これが原因のひとつです。夏は心とともに脾の状態を正常に保つよう心掛けてください。

脾がダウンしてしまうと、食べたものから十分な栄養が吸収できず、からだは栄養不足の状態になるからです。また、『黄帝内経』に、体内の陽気を体内に閉じ込めるのではなく、外へと発散させるような生活をしないと、秋に病になると書かれています。

この場合の病とは「おこり」のことで、隔日、あるいは毎日一定の時間に発熱症状が続き、冬に再び発症する可能性があると忠告しています。からだを冷やし過ぎないためにも、外気温と室内の温度差をできるだけ少なくすることが大切です。

また夏は湿度が高く、湿気は伸び伸びと外へ向かいたい陽気を傷つけ、脾胃の消化器系を傷つけます。その結果、食欲が出ず、胸苦しさや頭が締めつけられるように痛くなる、手足がだるく痛む、便や尿がスッキリ出ないなどの症状が出ます。

特に夏場は汗で水分が出てしまうため、尿の出が少なくなり、色も濃くなります。女性の場合、尿から細菌が入ると膀胱炎になりやすく、膀胱炎は夏場に多いのです。ちょっとおしっこが黄色いなと思ったときは、水分を少し多めにとります。尿の量を多くすることが予防につながるからです。

もし、暑さと湿度で精神が不安定になり始めたら、精神を落ち着かせる作用のあるゆり根やリュウガンの果肉・龍眼肉《りゅうがんにく》（植物）がおススメです。朝は早めに起きて、軽い運動をする。たくさん働いたら、それに見合う十分な休養をとるなど、無理をしないメリハリのきいた生活を送ることが夏を元気に乗り切るコツといえます。

夏の食養生

①ハーブ、しそ、ねぎなど芳香性のある食物を使い、あっさりとした味つけで食欲を増進させる。
②清熱、解暑、止渇《しかつ》の作用がある食物をとる。
③日本の夏は湿度が高いため、祛湿《きょしつ》（湿気を取り除く）、利尿作用のある食物をとる。

④収斂《しゅうれん》作用のある酸味の食材を多めにとる。

⑤汗をかくと気も消耗するので、夏バテ防止用に補気、滋陰《じいん》、生津《せいしん》（津液を生みだす）作用のある食物をとり入れる。

⑥冷たいもの、生もののとり過ぎは脾を傷つけるので注意。補脾、健脾の食材をとり入れる。

⑦喘息、リウマチなど冬にかかりやすい病気は、夏のうちに養生する。

では、具体的にどんな食物が夏の健康を守ってくれるのか、次に紹介します。

◇熱と暑さを取り除く食物　↓　清熱《せいねつ》・解暑《げしょ》

小麦、きび、小豆、緑豆、ふじ豆、ハト麦、豆腐、麩、栗、アスパラガス、アロエ、トマト、いんげん豆、きゅうり、空心菜《くうしんさい》、白瓜、冬瓜、苦瓜、ふくろ茸、なす、ヘチマ、緑豆もやし、レタス、みょうが、ごぼう、じゅんさい、キウイ、すいか、パイナップル、メロン、パパイヤ、バナナ、レモン、かに、あわび、しじみ、わかめ、海苔、もずく、ハイビスカス、緑茶など。

◇津液を補い渇きを止める食物　↓　生津・止渇《しかつ》

豆腐、豆乳、葛、アスパラガス、オリーブ、きゅうり、オクラ、白瓜、白きくらげ、冬瓜、トマト、梅、キウイ、スイカ、いちじく、桃、マンゴー、パイナップル、びわ、バナナ、メロン、すもも、ライチ、レモン、ぶどう、ざくろ、クランベリー、ココナッツ、牛乳、緑茶など。

◇心の機能を円滑にし精神を安定させる食物　↓　養心《ようしん》・安神《あんじん》

小麦、ココナッツ、ひじき、豚の心臓、ゆり根、龍眼、五味子、大ナツメなど。

◇気を補う食物　↓　補気

山芋、かぼちゃ、いも類など（冬の補気食物〔142頁〕を参照）

◇湿を取り除き尿を排出する食物　↓　祛湿《きょしつ》・利尿

（長夏の祛湿・化湿食物〔127頁〕参照）

夏は、畑はもちろん家庭菜園でも次から次へと食べきれないほど野菜が収穫できる季節です。色も赤、緑、黄色、紫と、台所は色とりどりの野菜で溢れます。旬の野菜からたくさんのパワーをもらい、残暑厳しい長夏に向けてからだ作りをしてほしいと思います。夏の養生が、冬に活きてきます。

夏のメニュー

✣マレー風手羽先入り薬膳カレー

材料（4人分） 手羽先　600g、たまねぎ　大1〜1＋½個、なす　中3個

にんにく　1かけ、生姜　1かけ、油　大さじ3、スープ　½〜1カップ

唐辛子　少々、マレーカレー粉　大さじ2〜3、バター　大さじ2〜3

生クリーム　大さじ3、塩　小さじ1、醬油　小さじ1

ココナツミルク　¼〜½カップ、竜眼肉　大さじ1、白ワイン　¼カップ

こしょう、ウコン　各少々

作り方

①たまねぎと生姜はみじん切りにする。

②手羽先は軽くゆでる。

③鍋に油大さじ2を入れてにんにく、生姜、たまねぎのみじん切りをよく炒め、スープを加え手羽先を入れて煮込む。途中で調味料を加えて味を調える。

④なすを五ミリの厚さに切って揚げ、カレーに加えて仕上げる。

効能

汗で体液が不足しがちな夏に、ココナツミルクが体液を補い、手羽先やカレー粉に含まれる香辛料、竜眼肉、手羽先などが食欲不振を解消。またウコンには気血の流れをよくし、美肌効果も。

●長夏に気をつけたいこと

長夏《ちょうか》という言葉を初めて聞く方もいらっしゃるかと思いますが、中国では一般的に夏の終わりから秋にかけて訪れる、日本の梅雨のような時期のことをいいます。暑くて雨が多く、湿度が高いのがこの季節の特徴です。日本でも年々残暑が厳しくなっていて、台風による大雨が降る夏の終わりは、心身ともに過ごしづらい時期の代表格といえるのではないでしょうか。

じめじめと蒸し暑い日が続くと、人のQOL（クオリティー・オブ・ライフ）は著しく低下します。気分がすぐれず、食欲不振を招くため、やる気の出ない状態が続きます。不調の原因は湿で、からだの中では「脾」にその影響が出てきます。

五行学説では、長夏は「土」で、気は「湿」、色は「黄」、味は「甘《かん》」、五臓は「脾」です。長夏は脾の機能が活発になる時期ですが、湿を嫌い乾燥を好む脾は、湿によって傷つけられてしまいます。さらに湿は重く、下に溜まる性質があるため、からだが重い、気分が落ち込む、むくみ、湿疹などの原因となります。

また、下腹部の病気になりやすく、おりもの、軟便、下痢などを引き起こしやすくなります。下痢は気力、体力を奪いからだへの負担も大きいので、この季節の下痢にはくれぐれも気をつけてください。湿によって起きる病気は治りにくく、再発しやすいという特徴を持っています。

万人にとって過ごしづらい季節・長夏を上手に過ごすことができると、乾燥を運んでくる次の季節・秋がとても楽しいものとなります。

長夏の養生

湿を取り除き脾を健康に保つ、のひとことに尽きます。脾は気との関係が深く、湿は気の流れを悪くするため、胃もたれ、からだのだるさなどの症状が出やすくなります。ですからこの時期は脾の健康を図ると同時に、気の巡りをよくすることも大切です。

五行では、脾の「志《し》＝感情」は、「思《し》」です。心配したり思いつめたりすると、脾を傷つけることになるので、できるだけストレスをため込まず、ゆったりとした気分で過ごすことが必要です。

特にこの時期は暑い夏の後遺症ともいえる夏バテに苦しむ人も多く、夏バテは中医学では脾気虚《ひききょ》が原因と考えます。脾気虚とは、脾にある気（脾気《ひき》）が足りなくなっている状態なので、健脾《けんぴ》と同時に、補気《ほき》が必要になります。

また、高温多湿は食物を腐敗させ、食中毒の原因ともなります。食物の管理、特に衛生面に気をつけましょう。

長夏の食養生

この時期気をつけたい点を七つあげてみます。

①利湿《りしつ》・利尿といい、湿や余分な水分を体外に排出してくれる食物をとる。
②健脾、脾の機能を正常に保つ作用のある食物をとる。
③気を巡らせる作用のある、芳香性のある食物をとる。
④油っこいものを避け、あっさりした食材や調理法を選ぶ。

⑤苦味《くみ》には除湿作用があるので、苦味のある食物を使う。
⑥甘みは脾に抵抗力をつけるが、とり過ぎると逆に湿を呼ぶので少量にする。
⑦冷たいもの、生ものは脾気を傷つけ、湿を増やすので控える。

甘いものを脾は欲しますが、とり方に注意してください。最近はスイーツというとケーキ類が主流になっていますが、私流の甘いものとのつき合い方をご紹介します。

わが家の冷蔵庫には、季節ごとの煮豆が必ず入っています。夏ですとそら豆、枝豆、この他に小豆や黒豆、大豆などを甘く煮ておくのです。突然お客さまが来ても、煮た小豆に焼き餅を入れて即席しるこが作れ、ちょっとしたお茶受けとして重宝します。

これらの煮豆のほかにかぼちゃやさつまいもを甘く煮ておき、食事のときに、甘みの小鉢として一品添えるのです。昔の日本の食卓ではよく見かけた風景ですが、甘みの小鉢がひとつあるだけで効果はテキメン。私も甘いものに目がないほうですが、食事で一品口にしておくとそれだけで満足してしまい、あとで甘いおやつを食べたいと思わずにすみます。

甘いお菓子の虜になっている人は、ぜひこの方法を試してみてください。ストレス解消のために甘いケーキ類を食べるのは、ストレス、プラス甘いもので二重にからだを傷つけることになります。どうしても甘いものを食べたいときは、豆類、いも類からとることをおススメします。

◇体内の余分な水分を尿として排出する食物　↓　利水《りすい》・利尿

大麦、玄米、ハト麦、小豆、黒豆、緑豆、えんどう豆、とうもろこし、白菜、そら豆、もやし、レタス、アスパラガス、冬瓜、きゅうり、白瓜、じゅん菜、金針菜、なす、セロリ、とうもろこしのひげ、アケビ、メロン、すもも、キウイ、スイカ、ぶどう、あさり、しじみ、はまぐり、海草類、鴨肉、鮎、黒鯛、鯛、鯉、ふな、はも、ウーロン茶、コーヒーなど。

◇湿を取り除く食物　↓　祛湿《きょしつ》・化湿《かしつ》

ハト麦、さやいんげん、キャベツ、うど、ふじ豆、よもぎ、空心菜、枝豆、ココナッツ、木瓜《ぼけ》、さくらんぼなど。

◇脾の機能を正常にする食物　↓　健脾《けんぴ》

大豆、いんげん豆、ふじ豆、ひよこ豆、アーモンド、さつまいも、じゃがいも、山芋、タピオカ、枝豆、オクラ、そら豆、なす、にんじん、フクロ茸、落花生、ナツメ、栗、オレンジ、ライチ、りんご、いしもち、いわし、うに、すずき、どじょう、はも、牛の胃、砂肝など。

◇気を巡らせる食物　→　行気《ぎょうき》・理気

しそ、ピーマン、たまねぎ、にんにくの芽と茎、柑橘類、すだち、カボス、ウイキョウ、マイカイカ、陳皮《ちんぴ》など。

繰り返しになりますが、長夏は体内に湿をためず、脾胃の消化機能が低下しないよう気をつけてください。あれこれ思い悩むのもご法度。ほら、秋はもうそこまで来ていますよ。

長夏のメニュー

❖冬瓜と豆腐団子のお椀

材料（4人分）豆腐　1丁、鶏ひき肉　100g、砂糖　小さじ1、塩　小さじ1/2
片栗粉　大さじ1、だし　6カップ、春雨　30g、春菊　1/3束
にんじん　15g、冬瓜　100g

作り方

①豆腐は布巾に包んで水気をしぼり、つぶす。
②ボールに鶏ひき肉を入れてよくこね、絞った豆腐とあわせ、砂糖、塩で下味をつける。片栗粉を加え直径3センチのボールにする。
③春菊は洗って柔らかい葉先だけにし、春雨は熱湯で戻し食べやすい長さに切る。冬瓜は皮をむき、薄いいちょう切りにしておく。
④だしに西洋にんじんを入れて煮立たせ、豆腐団子を入れる。
⑤豆腐団子が煮えたら春雨と冬瓜を加えて1~2分煮て、塩で味を調え春菊を入れ、火を止める。蓋をして少し蒸らし、熱いうちにいただく。

効能

豆腐、冬瓜には体内の熱をとり除き、解毒する効果がある。また体内の湿や余分な水分を外に排出してくれ、春菊が心を平安にしてくれます。

●秋に気をつけたいこと

春、夏、長夏と、陽気の中で生長してきた自然界に実りの時期が訪れ、収穫が始まります。全盛だった陽気は徐々に減り、陰気が増えていきます。それにつれて気温も下がり、空気は乾燥してきます。秋の始まりです。

秋の特徴は乾燥ですが、秋の始まりの頃はまだ夏の暖かさが残っているため、この頃の乾燥を「温燥《おんそう》」、晩秋の頃の乾燥は「涼燥《りょうそう》」と呼び、区別します。

自然界だけでなく、体の中も陽が盛んな陽盛から陰盛へと変わり、冬への準備を始めます。五行でみると秋の気は「燥」、色は「白」、五臓は「肺」、五味は「辛」となります。自然界の乾燥の影響を最も受ける臓腑は、肺です。肺が好むのは潤いで、乾燥は苦手。

そのため乾いた空気が肺に入ると、咳やぜんそく、胸痛などを引き起こすのです。肺は五臓六腑の中で最も高い位置にあることから、外から入ってくる風邪のウイルスなどに侵されやすい特徴があります。そのため中医学では、肺のことを「嬌臓《きょうぞう》＝ひ弱」と呼ぶほど、自然界の変化に敏感で、弱々しい臓器と考えられています。

体内が乾燥すると津液も減り、鼻、のど、口、唇、皮膚などが乾燥するとともに、便が乾燥し便秘を引き起こします。なぜ鼻や皮膚が乾燥するかというと、鼻と皮膚は肺と経絡でつながっていて、肺の乾燥は即座に皮膚や鼻の乾燥として現れるからです。

幸いにもこの季節、自然界には肺を潤す食物がたくさん実り、私たちのからだを乾燥から守ってくれています。その第一番手は梨で、次に銀杏、ゆり根、秋に採れるくだもの全般と続きます。

秋は鼻と口から侵入してくる乾燥に気をつけ、夏場の疲れを残している脾のメンテナンスを行うと、からだはずいぶん楽になります。夏に消耗したからだを補い、やがてくる冬のためにエネルギーをからだの中の倉庫に蓄える。これが秋の持つ意味です。ですから、この季節にダイエットをするのは、冬支度をせずに冬を迎えるようなもの。

ダイエットについてはこの章の最後の「中村マジック5」で詳しくお話しますが、ダイエットをするならば春から夏が最適と覚えておいてください。秋は、収穫されたエネルギーに充ちた食材をたっぷりいただき、からだの中にエネルギーを蓄えるようにできているので、ダイエットには向かない時期といえます。

秋の養生

『黄帝内経』によると、「人々は当然早寝早起きすべきである。鶏と同じように、夜明けとともに起き、空が暗くなると眠り、心を安らかに静かにさせて」とあり、自然界の草木を枯れさせるほど殺傷力を秘めた陰気の力の影響を受けないようにすることが大事だと書かれています。さらに、心を静かに保ち、外の事柄に左右されず、肺の気を清浄に保つことを説いています。

秋の夜長といわれるほど、夜、つまり陰の時間が長くなると、私たちは読書や趣味で夜更かしをしがちです。ところが、秋の健康は早寝早起きが基本です。生活のリズムを整えることが、夏に弱った脾胃の働きを正常に戻すためにも必要なのです。そして、食事はできるだけ温かいものを食べます。

秋は風邪をひきやすい季節でもあります。その最も手近な予防法は衣服の調節で、過保護すぎず、さりとて冷やさないような服装を心がけます。肌を直接風に当てないことも大切で、若いからといって肌を露出していると、そのツケが人生の後半になって必ずやってくるからです。

風邪は鼻やのどはもちろんですが、首筋にある「風池《ふうち》」と呼ばれるツボから入ってくるといわれ、首筋を手の平でゴシゴシこするだけでも風邪予防になります。首が直接風に当たらないようスカーフをするなど、乾燥に寒気がプラスされる晩秋には特に注意したいものです。うがいも乾燥したのどを潤す働きがあり、秋の養生法のひとつです。

このほかにも、秋はメランコリーな気分になる装置が自然界をはじめ身の周りにもたくさんあり、ついつい気分も塞ぎがちです。だからこそ精神安定を図る必要があります。情緒が不安定になると肝の機能が亢進し、他の臓器へもその影響が及ぶからです。『黄帝内経』がいうように、心を安らかに静かにしておく努力をしましょう。

また、空気が冷たくなると、気《き》・血《けつ》の流れが悪くなるので、軽い運動で気や血の巡りをよくすることも大切なことです。

秋の食養生

秋は五味の中の「辛《しん》」です。ただ、「辛」には乾燥させる性質があり、辛味ばかりとると肺はさらに乾燥してしまい、逆効果になります。辛味には発汗作用があるので、体表にとりついた風邪のウイルスなどを追い出すときに使います。それを理解した上で、次の五つの食養生法を心がけてください。

①肺の陰液（体液は陰）を補う食物をとる。
②津液を生み出し、潤いを与える作用の食物を多くとる。
③辛味は少なめに。辛味には活血作用と発汗作用があり代謝を促す反面、多量にとると肺を傷つけるので注意する。
④脾《ひ》の機能を正常にする働きのある食物をとる。

⑤苦味の食材は湿をとり除き乾燥させる働きがあるので控える。

ただし、③の辛味ですが、気・血の流れが悪く手足が冷えているときなど、ほんの少し用いることで、気・血の流れをよくすることができます。要は必要なときにほんの少しだけ使うことが肝心なのです。

では、具体的にどんな食物があるのか、紹介しましょう。

◇津液を生み出す食物　↓　生津《せいしん》・滋陰《じいん》

黒豆、山芋、水あめ、かぶ、黒きくらげ、白きくらげ、エリンギ、ほうれん草、桑の実、梨、いか、クラゲ、いとより、ブリ、蟹、亀、牡蠣、貝柱、はまぐり、あわび、アヒルの肉、鴨肉、豚肉、豚の皮、鴨の卵、鶏卵、鶏卵黄、チーズ、ヨーグルトなど。

◇肺を潤す食物　↓　潤肺《じゅんぱい》

山芋、氷砂糖、サトウキビ、蜂蜜、アーモンド、銀杏、甜杏仁《てんきょうにん》、松の実、落花生、クレソン、くわい、白きくらげ、ゆり根、杏、いちじく、カボス、すだち、リンゴ、オレンジ、みかん、柿、バナナ、パパイヤ、干し柿、チーズ、クコの実など。

◇乾燥を潤す食物 ↓ 潤燥《じゅんそう》

白砂糖、豆腐、黒ごま、白ごま、カリン、燕《つばめ》の巣、なまこ、鶏卵、鶏卵黄、馬乳、羊乳、ごま油、バターなど。

ほうれん草、ねぎ、かぶ、白菜、大根、にんじん、小松菜、ブロッコリー、カリフラワー、ゆり根、ゆず、りんご、みかんなどなど。秋のくだものや野菜には津液を生みだし、乾燥を潤してくれるものが多いので、旬の恵みをたっぷりととり、からだ、特に肺を乾燥から守ってください。そして、秋の、エネルギーを溜め込む時期には、収穫したての美味しい新米や根菜類、穀類、具だくさんの味噌汁を毎日食べてほしいと思います。

秋のメニュー

✣白きくらげと梨入りポンチ

材料（2人分） 白きくらげ　5g、梨　1/4個、柿　1/4個、杏仁　3～4片
クコの実　小さじ1、水　2～3カップ、氷砂糖　50～80g
レモン汁　大さじ1、ミントの葉　2節

作り方 ①白きくらげは水で戻して掃除し、さっと茹でて流水にさらす。
②梨と柿は皮をむいて1センチ角に切る。クコは水で戻しておく。
③鍋に水を入れ、氷砂糖と白きくらげを入れて15分ほどゆっくりと煮る。
④火を消した③の中に梨と柿、レモン汁も加え、そのまま冷やす。果物の歯ごたえを楽しみたいときは、シロップを冷やしてから梨と柿を入れる。最後にミントをおく。

効能 秋は肺の乾燥による咳や声がれが起きやすく、白きくらげと梨には肺を潤してくれる作用があります。それだけでなく、乾燥による口の渇きにも効果があり、特に白きくらげには美肌効果もあります。

●冬に気をつけたいこと

日本の四季の中で最も地域性のあるのが冬です。雪にすっぽり覆い隠されてしまう地方があるかと思えば、九州や沖縄のように春のような格好で過ごせる地方もあります。テレビでそんな映像を見るたびに、日本って狭いけれど広いなーと思います。

わが家にも小さな庭があるのですが、毎年四季の変化を知らせに鳥たちがやってきます。尾長やひよどり、もちろんすずめは常連客です。夏になれば雨戸の内側にヤモリが棲みつき、今は少なくなりましたがねこたちの通路にもなっていて、とてもにぎやかです。

さすがに冬は鳥たちの姿もなく、静かなことこの上ないのですが、家の中に入ってくる太陽の日足の長さで私は冬を感じています。朝ゆっくり朝食をとった後、家の掃除をすませると椅子を窓際に持っていき、座ります。まだ上りきっていない太陽の優しい光を全身で浴びるのです。しばらく目をつぶって日光浴をしていると、からだの底からエネルギーが充ちてくるのがわかります。私なりの冬場の健康法です。

冬はどんな季節かというと、陰が極まるため、潜陽《せんよう》といい、陽は潜って姿を隠してしまいます。そのため草木は枯れ落ち、動物は冬眠に入って春のための準備を始めます。冬は収蔵《しゅうぞう》といい、ものをしまいこむ季節なのです。

夜が長く、気温は低い状態が続き、一年の中で最も寒い時期となります。五行で見ると、気は「寒」、色は「黒」、五臓は「腎」、五味は「鹹《かん》」です。

冬の健康を左右するキーワードは「腎」です。寒さに最も影響を受けるのが腎で、腎を健康に保つことは老化防止にもつながるため、冬場の腎のメンテナンスは非常に重要な意味を持っています。冷やさない、過労にならない、性生活を慎むなど、人間のからだの大本営といえる腎を守ることが、結果として五臓の機能を正常に保つことにもなるのです。

腎のほかにも、寒さは気血の流れを悪くし、皮膚の乾燥やひびわれが生じやすくなります。また、風邪をひきやすく、胃痛、生理痛、腰痛など、冷えが原因の疾病が多いので、とにかく冷やさないこと。これが冬の最大の養生法です。

冬の養生

『黄帝内経』によると、「この時期には、人は陽気をかき乱してはならない。少し早く眠り、少し遅く起きるべきであり、起床と就寝の時間は、日の出と日の入りを基準とするとよい。心を埋め伏し、しまい隠しているかのように安静にさせる」とあり、汗を出し陽気に影響を与えるようなことをしてはいけないと記されています。それが冬に適応して「蔵《ぞう》気《き》」を養う道理であるとも。

簡単にいえば、冬はからだを休ませる時期だということです。だから睡眠も長めにとります。この時期に無理をしてしまうと、春に病気を発症すると『黄帝内経』は警告しています。収蔵の時期にはエネルギーをたくさん蓄えることに精を出し、陽気を養い、からだと心の無駄遣いをしないようにしながら、春を待つのがよいのです。冬眠している動物や草木を見習えというわけですね。

そして、防寒に努めます。特に下半身の冷えを防いで陽気が消耗しないようにします。繰り返しになりますが、冬はエネルギーのあるものをたっぷり食べ、下半身を温めるような服装を心がけます。私の場合は、腰回りを冷やさないようにシルクの腹巻をし、足の内側のくるぶし上にある三陰交と呼ばれるツボを冷やさないようレッグウォーマーをします。

三陰交《さんいんこう》は足の三つの陰経《いんけい》（肝経・脾経・腎経）の経絡が交わるツボで、婦人科系の病気にかかわる重要な場所なので大切にしてください。レッグウォーマーですが、私は古いセーターの袖を切ったものなども活用しています。とにかく、上半身は薄着でも、下半身は絶対に冷やさないこと。

中国では冬になると、若い人たちも当たり前のようにズボンの下にシルクの肌着をつけています。若い男性でもそうしているのを知り、親から伝わる養生法がきちんと守られているのだなと微笑ましく思ったことがあります。

冷やさないということは、冬に傷つきやすい腎を守ることになります。腎に蓄えられている「先天の精」が減少すると、骨がもろくなったり、耳が遠くなったりします。健康長寿、老化防止はいかに腎を健康に保つかにかかっており、極論をいえば冬の過ごし方が老い方を左右するということになります。

冬の食養生

冬の食養生は腎を健康にする補腎《ほじん》が中心になります。

①陽を補うために、からだを温める作用のある温熱性の食物を中心にメニューを考える。
②陰を補い、潤す作用（滋陰）のある食物を多めにとる。
③腎陰《じんいん》を養う食物をとる（性味は平性、涼性／甘味、酸味、鹹《かん》味）。

④腎陽《じんよう》を補う食物をとる（性味は温性／辛味、鹹味）。
⑤料理法は、加熱して温かくして食べる。
⑥鹹味のほかに辛味《しんみ》を上手に使い発散を促す。

冬はからだを温める食物、調理法が中心になりますが、腎の中の陰を補うためには涼性の食物も必要です。薬膳の基本は、性味《せいみ》が極端に偏らず、バランスを保つことです。そのことも忘れないようにしてください。また冬は寒さのために気・血を消耗するので気や血を補う食物も多くとるようにしましょう。

◇陽を補う食物　↓　補陽

胡桃《くるみ》、ねぎ、にんにく、ニラ、栗、鶏、羊肉、えび、鮭、まぐろ、らっきょう、生姜、ウイキョウなど。

◇陰を養う食物　↓　滋陰

（秋の滋陰食物〔134頁〕を参照）

◇腎精を補強する食物　↓　補腎

栗、胡桃、ぶどう、黒ごま、キャベツ、ブロッコリー、カリフラワー、ニラ、山芋、黒豆、どんこ、いか、うなぎ、えび、ほたて、昆布、牡蠣、鯛、ムール貝、豚肉、ラム肉、鶏卵、クコの実、五味子《ごみし》など。

◇気を補う食物　↓　補気

穀類、じゃがいも、八つ頭、山芋、銀杏、にんじん、しいたけ、舞茸、ブロッコリー、アボカド、かぼちゃ、穴子、フカヒレ、いわし、うなぎ、鯖、ニシン、ヒラメ、鶏肉、豚肉、牛肉、羊肉など。

◇血を補う食物　↓　補血

黒豆、金針菜、しめじ、白きくらげ、黒きくらげ、とんぶり、にんじん、パセリ、ほうれん草、アーモンド、カシューナッツ、黒ごま、松の実、プルーン、タピオカ、赤貝、あさり、穴子、アンコウ、うなぎ、牡蠣、鮭、鯖、たこ、たら、ぶり、にしん、まぐろ、いか、しじみ、肉類、鶏卵など。

冬のメニュー

❖ニラと海老のスクランブルエッグ

材料（2〜3人分）　ニラ3束、えび　100g（殻つき）、卵　3個
塩・こしょう・醬油　各少々、サラダ油　大さじ1＋½　大さじ2

作り方
①ニラは2センチの長さに切る。えびは殻をむき、背ワタをとって塩水で洗い、水気をふきとる。
②温めたフライパンにサラダ油大さじ1＋½を熱し、えびを炒める。次にニラを入れて炒め、塩・こしょう・醬油で軽く味をつける。
③卵を溶いて塩・こしょうする。この中に②のえびとニラを入れて混ぜる。
④きれいにしたフライパンにサラダ油大さじ2を熱し、③の卵液をいっきに流し込み大きなスクランブルエッグに仕上げる。

効能
えびとニラはからだを温める作用のある温性の食材。えびには、冬に機能が失調しやすい腎を助ける作用があり、ニラは胃腸を温めて気・血の巡りをよくする効果がある。

中村マジック5

ダイエットは春から夏がベスト

ダイエットをする女性は多いのですが、ダイエットにも効果的な時期があります。いつかといえば、夏がおススメです。夏は自然界も成長の時期なので、思い切り太陽のエネルギーをもらい、たっぷり汗をかくことができます。春から夏へと自然界の陽気が盛んになる時期にたっぷり汗をかかないと、冬から引きずってきた老廃物を外に出すことができません。ダイエットをするならば、春にスタートし、夏に完了する心づもりでやります。秋から冬は収穫とそれを貯蔵する時期なので、人間のからだも栄養を蓄える時期に当たります。この時期のダイエットは、逆にからだを傷つけてしまうので注意しましょう。

春から夏へのダイエットは、汗をたっぷり出すぶん、失った体液を補うことが肝心です。汗というと水で補うと考える人が多いのですが、ぜひ食物からとってほしいのです。夏場はトマトやうり類など、水分たっぷりの野菜がたくさんとれます。こうした野菜は減った体液を補うだけでなく、体内に籠った熱もとり去ってくれるので、ぜひぜひ夏野菜をたっぷりとってください。最近は、水のとり過ぎは心臓に負担をかけるという研究発表もあります。夏は水よりも野菜で。春から夏は一年のからだの大掃除と考えるといいと思います。

第6章

「ちょっと不調」に効果抜群の薬膳パワー

小さな不調を放っておかない

「未病《みびょう》」という言葉があります。なんとなくだるい、気持ちが塞ぐ、頭痛がする、眠れない、便秘で気分がすぐれない、手や足が冷たい、腰が重いなど、病気ではないけれど、ちょっと気分がすぐれないという状態ですね。生理があるために血も気も不足しやすい女性は、男性にくらべて不調を感じることが多いものです。

意を決して病院へ行っても、「異常ありません」で片づけられてしまい、途方に暮れる経験は誰にも一度や二度はあるものです。中医学では病院へ行くほどではないけれど、本人にはつらい、こうした症状を「未病」と表現します。

未病には、本来のまだ病気には至っていない状態を指すのとは別に、もうひとつの解釈があります。その人が将来（未来）発症する病気という意味です。今はまだたいしたことはないけれど、いずれ病気となる芽が潜んでいるという考え方です。ですから、たとえ病院できちんと対応してもらえないからといって放っておくのは危険です。早くからだの変化に気づいて、重篤な病気となる前にその芽をつむことが大切なのです。

特に私たち女性は、毎日の生活や仕事に追われ、自分のからだのことはついつい後回しにしがちです。お母さんにはいつも元気でいてほしいと望む家族の前で、調子の悪さを言い出せずにいたり、職場では周りに不調を知られたくなくて無理をしたり、頑張り過ぎてしまいます。

元気で長寿を楽しむためには、先手必勝。小さな不調を放っておかないことです。このことを肝に銘じてほしいと思います。とはいえ、からだの表面に出てくる変化や痛みは誰でもわかるのですが、からだの中の変化は気づきにくいものです。私は毎日顔を洗うときに顔や指のむくみと同時に、必ず舌もチェックすることにしています。舌の色がきれいな薄紅の色をしているか、舌の中央にある苔は薄い白かなど。舌には内臓の様子が現れるので、変化を見落とさないようにしています。

中医学では舌を診ることを「舌診《ぜっしん》」といい、舌だけで大まかな診断を行うことができます。からだが冷えていると舌の上の苔は白くなりますし、胃や体内に熱があると黄色くなります。また、舌の部位の状態で内臓の様子がわかるので初歩的な診方を知っていると便利です。

そして、「ちょっと不調」には必ず原因があるものです。五臓六腑、あるいは気・血《けつ》・津液《しんえき》のどこに問題があるのかを考えてみましょう。自分の体質を思いだし、どこに不調が出やすいかをもう一度確認してみてください。「やっぱり気の巡りが悪くなっているんだ」「血が滞っているから痛むのね」など、思い当たるフシがあるかもしれません。たとえ原因がよくわからなくても、体質の弱点を補う食物をとっていると、不調だった部分が気づかないうちに改善されている可能性もあります。

生命を養う食物には治療効果もあります。調子をくずしている部分に、補ったり、とり除いたりする効果のある食物の、栄養素を送り込んであげるのです。即効性はなくても、続けていると確実に効果は現れてきます。「薬食同源」の意味がここにあり、薬膳を学ぶようになって以来私は、最初は半信半疑だった食物の薬膳パワーに魅了され続けています。

「薬食同源」ですから、ときには漢方を使いながら、ちょっとした不調は毎日の食事で改善していくのがからだにとって優しい道なのです。中医学の薬・生薬《しょうやく》も薬膳の食物も、すべて自然界で作られたもので、人工的なものは一切ありません。自然界の中で育まれている私たちにとって、同じ自然界からの贈り物でからだや心を癒やすのがいちばんと私は堅く信じています。

そうはいっても、病気になってしまってから食事だけで治そうと思ってもなかなか効果が上がりません。しかし、未病の段階であれば薬膳は効果抜群です。中医学はもともと病気にならないための養生法を重視する医学です。薬膳も病気にならないための食養生法ですから、未病のうちにぜひ薬膳で健康をとり戻してほしいと思います。

女性に多い未病のときの養生法と食養生

女性は毎月の生理がある関係で、ほとんどの人が血が不足し、気が余っている状態になっています。血が足りないと気も動かないため、気・血ともに足りず、血が滞るとチクチクするなどの痛みが出ます。また、気の場合は滞ると脹るような痛みが出やすくなります。頭痛、生理痛、冷え性、便秘、疲労などすべて血か気にかかわっていることが多いのです。

そこで、女性に多い「ちょっと不調」の症状の代表的なものをあげ、原因と薬膳による対処法を紹介してみます。風邪は女性にかぎらずすべての人が年間を通してかかる最も身近な病気です。でも、病院に行くほどでもないケースが多いことから、一応未病としてとり上げることにしました。

●風邪

健康な人でも一年に一度や二度は風邪をひくものです。自然界には「風・寒・暑・湿・燥・火」の六つの気（「六気《ろっき》」）があり、植物の生長・発育・成熟にかかわっていますが、この六気に異常が起きたり、私たちのからだの抵抗力が落ちていると、病気を引き起こす原因になります。このとき、六気は「六邪《ろくじゃ》」（〝りくじゃ〟とも）と呼ばれるのです。

風邪《かぜ》とはよくいったものだと思うのですが、風邪に最もかかわる邪が「風」の「邪」、つまり「風邪《ふうじゃ》」です。特に秋から冬、春と気象変化の激しい時期にかかりやすく、大きくは二つのタイプに分けることができます。熱が最も強く出る「風熱感冒」と、寒気が前面に出てくる「風寒感冒」で、中医学では風邪のことを感冒《かんぼう》と呼びます。

風寒感冒の代表的症状は、寒気、頭痛、関節や手足の痛み、鼻づまり、のどの痛み、白い痰をともなう咳で、その根底には冷えがあります。そのため薬膳では、生姜、ねぎ、シナモン、しそ、コリアンダーなど、からだを温めて冷えを外へと発散させる食物（「辛温《しんおん》解表《げひょう》」効果のある食物）をとります。

からだが冷えているので、温かい飲み物で水分を補給し、食事はお粥や煮込みうどんなどの温かく消化のよいもので体力を温存します。のどに痛みがあるときは、たばこやアルコール、にんにく、ねぎ、ニラなどの刺激物は厳禁です。また、食欲不振のときにケーキ類や揚げ物など消化器系に負担をかけるものもとらないよう注意します。

一方、高熱が出る「風熱感冒」は、寒気もあるものの熱のほうが強く出ます。このほかにも頭の脹りと痛み、のどの腫れと痛み、鼻づまり、あるいは黄色い鼻水が出て、舌の尖端が赤くなるのが特徴です。

こういう症状のときには、「辛涼《しんりょう》解表《げひょう》」といい、冷やして熱をとり除く効果のある食物をとります。食用菊や葛、生薬の菊花など。さらに清熱作用のあるクチナシ、桑の葉、梨、アスパラガス、ごぼう、緑茶、冬瓜など。咳をとめるためには杏仁、痰を切るためには大根がおススメです。

食養生は「風寒感冒」と同じですが、熱の高いときには油っぽいものや羊肉、スッポンなどの補う力の強い食物はとらないようにします。体調が悪いとき、うなぎや肉などをたくさん食べて精をつけるという人が案外多いのですが、これは逆効果です。犬やねこは体調が悪いと、部屋の隅で静かに丸くなって自然治癒力に委ねます。これと同じで、人間も調子の悪いときには消化器系はもちろん内臓を休ませてあげたほうが回復も早く、スッキリ立ち直ることができます。

回復期も同じで、「治った！」と暴飲暴食すると、せっかく回復に向かっている体内環境は、回復できないまま不調を引きずることになります。食べたい、飲みたいところをぐっと我慢し、おかゆやうどんなど消化のよいもので体調が完全に戻るまで我慢します。不調時は、あなたと同じだけ生きてきた内臓にも優しい目を向けてほしいのです。

風邪の漢方薬は、「風寒感冒」のときは桂枝湯《けいしとう》、葛根湯、小青龍湯《しょうせいりゅうとう》、麻黄附子細辛湯《まおうぶしさいしんとう》、「風熱感冒」のときは銀翹散《ぎんぎょうさん》などを私は使っています。漢方薬は風邪をひいてしまってから飲んでも、効果がなかなか実感できませんが、予防で使うと驚くほど効きます。たとえばかぜを予兆するようなくしゃみが出た、鼻がムズムズする、背中がこわばるなど、かぜかなと思ったところで、漢方薬を飲むのです。その後暖かくしてぐっすり眠ると、私の場合は朝には治っています。

風邪はからだに入った三〇分が勝負だといいます。迅速な処置で邪がからだの奥深くまで侵入するのを防ぎましょう。

●頭痛

頭痛は痛む部位、痛み方によって原因がまったく異なります。風邪も頭痛を引き起こしますし、高血圧や不眠症、貧血なども頭痛の原因になります。女性の場合多いのが血虚、血の不足による頭痛で、生理の前後に起こるのが特徴です。

頭は「髄《ずい》の海」と呼ばれるほど、気・血・精はすべて脳に注がれているため、このいずれかに乱れが生じると、十分に脳を養うことができなくなります。その結果、頭痛が起きるのです。髄というのは腎精《じんせい》（腎に蓄えられている先天の精と後天の精からなるエネルギー）から生まれ、脳を髄が集まる海と考えるのは、中医学独特の考え方です。

頭痛の原因は大きく二つあり、風邪のように外から入ってくる「外邪」によるものと、「七情《しちじょう》（外から受ける刺激に反応して起こる七種類の感情→第7章参照）」や五臓と関係したものとがあります。

痛みの種類を大まかに四つに分けてみました。

①刺すような痛みで、痛む場所が固定している → 瘀血による痛み
②脹るような痛みで、場所が固定しない → 気滞による痛み
③重い痛みにめまい、吐き気が伴う → 痰湿による痛み
④空虚な感じのする痛みで、もむと楽になる → 虚証による痛み

③の「痰湿《たんしつ》」ですが、脾胃の消化器系がもともと弱い場合や、飲食の中身が原因となり、体内に湿（水の代謝障害が原因の病理生成物）が発生します。この湿によって脾の陽気《ようき》が上昇できずに頭痛が発生するのです。

また④の虚証《きょしょう》とは、からだになくてはならいない機能や物質が不足した状態のことで、気が足りない場合は「気虚《ききょ》」、血が足りない場合は「血虚《けっきょ》」、陽気が足りなければ「陽虚《ようきょ》」、

陰液が足りなければ「陰虚《いんきょ》」と呼びます。

対応する食物も頭痛の原因によって異なり、血が足りない場合は「養血《ようけつ》」や「活血《かっけつ》」のものを、気が不足している場合は「補気」や「理気」のもの。痰湿が原因と思われるときは「健脾《けんぴ》」や「祛湿《きょしつ》」、虚証ならば「助陽《じょよう》」「滋陰《じいん》」「補腎《ほじん》」が必要になります。もちろん風邪が原因の場合は、症状により、すでに紹介した「辛涼解表《しんりょうげひょう》」、あるいは「辛温解表《しんおんげひょう》」の食物をとります。

このほかにもストレスが原因の頭痛があり、この場合は精神状態と関係していることから、肝の状態を安定させる「平肝《へいかん》」作用のある食物をとる必要があります。では四つの痛みに効果のある食物をあげてみましょう。

①（血がかかわっている場合）

黒米、黒豆、アーモンド、黒ごま、栗、オクラ、菊花、たまねぎ、金針菜、にんじん、ほうれん草、よもぎ、青梗菜、菜の花、ニラ、レタス、プルーン、ブルーベリー、桃、あさり、あわび、牡蠣、いわし、うなぎ、鮭、鯖、さんま、牛肉、鴨肉、豚肉、鶏卵、酒粕、酒、酢など。

②（気がかかわっている場合）

玄米、さつまいも、じゃがいも、山芋、銀杏、ナツメ、アスパラガス、枝豆、ピーマン、キンカン、さやいんげん、しいたけ、そら豆、とうもろこし、舞茸、三つ葉、アボカド、パイナップル、グレープフルーツ、みかん、穴子、いわし、うなぎ、えび、鰹、鮭、白魚、たこ、ぶり、牛肉、鶏肉、豚肉、酒粕、ジャスミン、ワインなど。

③（痰湿がかかわっている場合）

ハト麦、とうもろこし、大豆、小豆、冬瓜、さやいんげん、金針菜、鯉、ふな、はも、白魚など。

④（虚証による場合）

山芋、黒豆、エリンギ、かぶ、きくらげ、にんじん、ほうれん草、ニラ、ねぎ、らっきょう、梨、鮎、いか、牡蠣、蟹、さより、白魚、はまぐり、ぶり、まぐろ、鹿肉、鴨肉、豚肉、鶏卵、チーズ、ヨーグルトなど。

●生理痛

これだけは絶対に女性でなければわからない痛みです。生理は一〇代で始まり、閉経までの四〇年近く毎月欠かさずおつき合いしていくわけですから、生理が順調で生理痛のない人というのは、本当に幸せな女性といえます。でも、そんな幸せな女性は、現代では少数派といえるのではないでしょうか。

冷房によるからだの冷え、仕事や人間関係のストレス、不規則な生活、暴飲暴食、食事内容などなど、女性をとり巻く環境が複雑になるにつれ、生理不順、生理痛に悩む人も増えているのが現状です。私も周りの女性たちから生理痛の相談を受けるのですが、一時的に痛みを抑えることよりも、体質改善をして根本的な治療を施すことが大切だと答えています。

第3章で生理のタイプをチェックしたので、自分のタイプに合った対策を実行してみましょう。生理痛で最も多いのが、気か血が不足し滞っているタイプです。このタイプの人は冷えやストレスがあると、子宮周辺の気・血の流れが悪くなり、「瘀血《おけつ》」と呼ばれる血が滞った状態になります。そのため、子宮が収縮するたびに骨盤から腰にかけて痛みが走るのです。

重症化すると、気を失うほどの痛みに襲われるといわれます。そこまでになる前に、ぜひ体質改善にとりかかってほしいと思います。特に瘀血タイプの人は、生理の一週間前くらいからイライラや頭痛、むくみ、肌荒れ、便秘といった症状が強く出てきます。月経前緊張症と呼ばれるもので、生理が近づいたら無理をせず、ゆったりした気分を保ち、ストレスをできるだけ遠ざける努力が必要です。

たとえば、冷えが原因の痛みは、生姜と黒砂糖を入れたお茶でからだを温めたり、気・血・津液のバランスがとれるような食生活をしていくと、いつしか生理は痛くてつらいものではなくなっていくはずです。まずは、体質改善に果敢にとり組んでみてはいかがでしょうか。同時に、夏場のクーラーの冷えにはくれぐれも気をつけましょう。

●不眠

現代社会は五人に一人が不眠症といわれて久しいのですが、中医学では二〇〇〇年も前にすでに不眠についての記述があります。

「失眠」「不寐《ふび》」と呼ばれ、大昔から眠れずに夜、悶々としていた人がいるのかと思うと、いつの時代に生きる人も同じなのだなーと、少し嬉しいようなホッとした気持ちになります。とはいえ、実際に不眠症で悩む人にとっては、とてもそんな気分にはなれないはずです。

私の周りでも最近、加齢とともに夜何度も目が覚めるとボヤく仲間が増え、睡眠導入剤のお世話になっている人も多くなりました。ところが、私には夜眠れないという経験がほとんどないのです。高齢者になった今も、枕に頭がついたらすぐ眠くなり、目覚めると朝。夜トイレに起きることもまったくありません。

だいたい毎晩一〇時半に寝て、朝は七時半に起きるというと、ほとんどの人に「えっ、九時間も熟睡するんですか？」「その間トイレへ一度も起きない？」とびっくりされます。日頃からユルいところがあり、何事にも「絶対やらなければ」と思うことがありません。散歩や運動も、できればやろう。やったほうがいいくらいのいい加減さ（自分にはよい加減）で生きているので、心に不要な緊張を強いることが少ないのでしょう。

そして眠る前には、必ず自分なりの助走時間を持ちます。「これから寝まーす」と自分自身に暗示をかけるのですが、このとき熱いお白湯《さゆ》を飲んだり、ときにはレモン汁に蜂蜜を加えてお湯を注ぎ、フ〜フ〜いって飲んでいると、フワーッと力が抜けて自然にお休みモードになります。寝る前のお湯は脳梗塞予防のためでもあります。

寒い冬には湯たんぽで足元と背中の部分を温めておくなど、眠りやすい環境づくりも寝る前の大切な儀式です。そしていざ、眠りに入るときはアイマスクのかわりに目元にミニタオルを載せるのです。真っ暗にしないと眠れないので、以前はタオルを顔全体にかけて寝ていました。ところがある日、娘に「死んだ人みたいだからやめて」といわれ、確かにそうかもしれないとタオルは目元だけに変えました。

話が横道にそれましたが、不眠には大きく二つ原因があります。ひとつは「実証《じっしょう》」と呼ばれるもので、ストレスや怒り、あるいは食事の不摂生など外から入ってくるものに原因がある場合です。もうひとつは「虚証《きょしょう》」と呼ばれるもので、からだの内部の不調から起こるものです。この場合は、心、脾、腎における気や血が不足し心を滋養することができなくなったために不眠が起きます。

原因はさまざまでも、不眠は心《しん》にある神《しん》（精神）が鎮《しず》まらないことによって起きる点では同じです。心は陽の時間帯である昼間、火が燃えています。そして、夕方以降、陰が支配する時間となると、腎に蓄えられた水が心火を包み込み、火は自然に消えて眠りに入ると考えられています。ところが、何らかの原因で夜になっても心の火が消えずにいると、眠りに入ることができず不眠になってしまうわけです。

不眠には「虚証」が多く、寝つきが悪い場合は気の巡りが悪くなっていて、夜中に何度も目が覚めるのは血量の不足、眠りが浅く朝早く目覚めてしまう場合は老化による「陰虚」が考えられます。

気がかかわっている場合は気を補う（補気）作用のある米、大豆、にんじん、あわ、黒きくらげ、桃、いわし、鯖、鰹、フカヒレ、牛肉、鶏卵、鶏肉などをとります。それと同時に「安神《あんじん》」という、精神を安定させる食物をとります。安神作用のある食物には、ゆり根、大ナツメ、鶏卵、動物の心臓、五味子などがあります。

また血が不足している場合は、「養血」作用のあるほうれん草、梨、ぶどう、黒きくらげ、黒ごま、あわび、松の実、落花生、いか、たこ、まぐろ、牡蠣、羊肉、豚肉などがおススメです。さらに眠りが浅いなど腎陰が不足している場合は、「滋陰」作用のある白きくらげ、いか、ほたて、牡蠣、あさり、あわび、蟹、スッポン、くらげ、鴨肉など。いずれの場合も「安神」効果のある食物も一緒にとることが大切です。

不眠で悩んでいる方は、必要な食物と同時に夜の過ごし方を見直してみるといいと思います。眠りやすい環境作りと、眠りに入る前の自分なりの儀式、たとえばアロマの香りで部屋を満たす、好きな音楽を聴くなど、心が落ち着く雰囲気作りをし、「これから眠りますよ〜」と自分を暗示にかけてみることをおススメします。

●冷え性

私たちが若い頃は冷えで悩む女性はほとんどいませんでした。暖房も完備していない住環境にもかかわらず、なぜ寒くなかったのだろうと不思議です。それが、世の中が豊かになり、便利になるにつれて女性、それも若い女性たちのなかで冷えを訴える人が増えてきたのですから何とも皮肉なことです。

原因は夏場のクーラーによる冷やしすぎ、冷たい飲食のとりすぎ、運動不足などいろいろ考えられますが、中医学では「陽虚」による冷えと診断します。からだは陰と陽のバランスがとれた状態を健康といいますが、陰、もしくは陽のどちらかが増大、あるいは減少してしまうと、陰陽のバランスがくずれてしまうのです。陽が衰えると（「陽虚」と呼ぶ）冷えを感じるようになり、陰が衰える（「陰虚」と呼ぶ）とほてりなどの症状が出ます。

「陽虚」の場合は、手足や腰が冷える、寒がり、顔色が青白いなどの症状が出ます。このほかにも食欲がなくなったり、下痢や便がゆるい、生理不順などさまざまな症状がでますが、温めると楽になる点では共通しています。

たかが冷えと軽く考えないでほしいのは、ひどくなると頭痛、肩こり、精神不安、動悸、息切れ、場合によっては不妊を引き起こすことがあるからです。「陽虚」による冷えは、からだを温める食物で改善していきます。ねぎ、生姜、にんにく、唐辛子、栗、胡桃《くるみ》、桃、さくらんぼ、うなぎ、えび、なまこ、マス、鹿肉、羊肉、鶏肉など陽を補う作用のある食物を多くとるようにします。

このほかにも気の巡りや血の巡りが悪くなったための冷えがあり、気の巡りが悪いと、ため息が出たり、胸や脇に脹るような痛みが出たりします。この場合は大根やそば、ねぎ、生姜、たまねぎ、ニラ、みかん、レモンなどがおススメで、お茶はジャスミンやマイカイカを積極的にとってみてください。

血が少なくなったり、滞ることによって起きる冷えは、まず生理不順や生理の出血量の減少で簡単に気づくことができますし、このほかにめまいや不眠、手足のしびれなどの症状が出ます。血を補い巡らせるためには肉類、魚類、穀類、いも類、かぼちゃ、落花生、栗、胡桃、ぶどうなどを日頃からとるようにしましょう。

私は気の巡りが悪くなっているときに冷えを感じることが多いので、そんなときはレモン汁に蜂蜜を入れて飲むことにしています。女性は一にも二にも、からだを冷やさないことです。職場でクーラーがきついのであれば、スパッツや腹巻をする、ソックスをはくなど、お腹と首の周りを冷やさないようにすることが肝心です。飲み物はからだを温める作用のある紅茶に、同じくからだを温める生姜、それに血の流れをよくする黒砂糖を加えて飲むといいでしょう。

冷え対策は、からだを冷やさないことに尽きます。

●便秘

私たちの年代になると、不眠と同時に便秘に悩む人も増えてきます。友達が何人か集まると、不調自慢の花が咲き、深刻な持病を持たない高齢者にとって、不眠と便秘は不調のワースト3に入るといってもいいでしょう。

幸運にも私には睡眠同様便秘の悩みもありません。というのも、便秘にならないよう早めに対策をとっているからです。二日お便りがないと、すぐ「補《ほ》中《ちゅう》益《えっ》気《き》湯《とう》」や「麦門冬《ばくもんどう》湯《とう》」などの漢方薬で不調を調整します。子どもの頃はからだが弱かった私が、薬膳と出会ったおかげで、今や仲間うちでいちばん元気な高齢者となってしまったのですから、人生って本当にわからないものです。

さて便秘ですが、腸のぜんどう運動が弱くなるために起きます。その原因はいくつかあります。気が足りなくなる「気虚」によるもの。「気秘《きひ》」という情緒失調によるもの。これはストレスによるものです。血が足りない「血虚《けっきょ》」によるもの。そして冷えによる「冷秘《れいひ》」と呼ばれるもの。その他「熱秘《ねっぴ》」という腸の津液不足によるものがあります。

「気虚」便秘の特徴は、便意はあるのに出ず、力むと汗が出たり息が荒くなるなどの症状が出ます。でも、力まなければならないわりに、便そのものは堅くありません。このタイプの便秘は気を補うと同時に、通便作用もあるさつまいも、山芋、じゃがいも、鶏肉、蜂蜜などを積極的にとることで改善することができます。

一方「血虚」による便秘は、うさぎのような糞が出て、顔色が悪い、めまいがする、息切れ、動悸などがあります。血が足りないために腸を潤すことができず、腸が乾燥した結果便秘になるのです。そのため、血を養い、腸を潤す作用のある食物をとります。ほうれん草、小松菜、にんじん、落花生、豚レバーなどです。

さて、冷えによる便秘ですが、からだが冷えていて温めることを好む、お腹や腰に痛みがある、顔色が青白い、疲れやすいといった症状があります。陽気が通らないために便意が起こらないのがこのタイプです。そのため陽を助けることで便を通りやすくします。食物は黒ごま、松の実、胡桃、えび、なまこ、いわな、鹿肉、羊肉、鶏肉など。

私がなぜ二日を限度に便秘対策をするかというと、便秘は体内の老廃物や毒素が体内にとどまっている状態です。そうしたからだに不要なものの滞在時間が長くなればなるほど、からだに悪い影響が出るのは必然です。特に農薬や添加物、放射能などからだにとり込みたくないものが増えている昨今では、いらないものはできるだけ早くからだから外へ排出してしまう。未病を防ぐためにも、これは非常に大切なことです。

たかが便秘と思わず、二日以上出なかったら、大変！　とすぐに対策を講じてほしいのです。体内環境をきれいにしておくことの第一歩は、便秘解消からです。おススメは黒ごまペーストで、適量の黒ごまを炒ってからすり鉢ですり、蜂蜜を加えて練ります。パンにつけて食べてもよし、舐めてもよし。便秘気味と思ったらぜひ試してみてください。

●疲労

大人も子どももなんらかの疲れを感じているのが現代ですが、疲労には肉体的なものと精神的な疲労の二種類あります。前者は主に労働やスポーツなどで、後者は家族関係、職場の人間関係、学校の人間関係や成績など、失業や受験の失敗なども大きなストレスとなります。短期間の疲労は誰でも経験するものですが、これが半年以上続くと慢性疲労と呼ばれるひとつの疾患となります。

最近では全身の強い倦怠感から社会生活を送れなくなった場合は、「慢性疲労症候群」としてレッキとした病気として診断されるようになっています。そこまではいかないけれど疲れたという未病の疲労には、大きく三つのタイプがあります。「気虚」といい、気が足りなくなっているケースと、「血虚」と呼ばれる血が足りなくなっている場合。さらに陰液が足りなくなる「陰虚」と、その逆で「陽虚」と呼ばれる陽気が不足している場合です。

「気虚」にも咳が出て、動くと息切れがする「肺気虚」と、食欲がなく、食べた後眠くなる「脾《ひ》気虚」の二タイプがあります。前者は肺の気を補うゆり根、銀杏、胡桃、栗、落花生、松の実、蓮の実、山芋、豆乳、にんじん、五味子を。後者の場合は脾の気を補う穀類、もち米、かぼちゃ、にんじん、豆腐、山芋、生姜、ナツメ、鶏の砂肝などが効果的です。

「血虚」には、不眠や不安感の強い「心血虚」と、めまいやわき腹の痛み、手足のしびれやふるえのでる「肝血虚」の二つがあります。心の血が不足している場合は、ゆり根、小麦、アーモンド、蓮の実、龍眼肉、カキ、豚ハツ（豚の心臓）など。また、肝の血が不足している場合は、ほうれん草、にんじん、トマト、金針菜、松の実、黒ごま、黒豆、きくらげ、プルーン、あさり、ほたて、しじみ、いか、スッポン、クコの実などを使います。「陰虚」は心、肺、肝、腎の陰液不足で起こり、足りない陰を補うと同時にそれぞれの臓器を補う食物をとります。「陽虚」は心、脾、腎の陽気不足で起こることから、陽を補う「補陽」の食物を中心にとります（164頁参照）。

一般的に多いのは「心血虚」と「脾気虚」が合わさった「心脾両虚《しんぴりょうきょ》」からくる疲労で、気、血ともに不足した状態からくるものです。心の血と脾の気を元気にしておくことは、ストレスに強いからだ作りの基本でもあります。

私の睡眠時間はもともと九時間と人よりも長いのですが、疲れたときには一〇時間寝ることにしています。途中一度も目が覚めず、これだけ眠ると目覚めたときは生き返ったような気持ちがします。良質な睡眠をたっぷりとることは、ストレス解消の道。からだはもちろんですが、精神を傷つけないよう健康に保つことは、中医学でいう延年益寿、健康で長生きする秘訣と最近しみじみ思うのです。

更年期を迎える前に描いた未来像

今ではプチ更年期の名前があるほど、更年期は広く認知されています。三〇年以上前、私が更年期世代の頃は、今ほど更年期という言葉は周知されていませんでした。私自身、更年期を意識せずにきましたが、振り返ってみると、ホットフラッシュも不定愁訴も確かにありました。

まだプチ更年期といっていい三七、三八歳の頃、子どもが受験で夫は仕事三昧、キッキカッカやっていたことを、今になると懐かしく思い出します。それでも自分では家族の前では感情を抑えていたつもりでした。のちに娘に「口が笑っていても、目が笑っていなかった」と指摘され、やっぱり更年期だったのだなと苦笑したものです。

その当時の自分の精神状態を思い出してみると、自分を過小評価したり、些細なことにプライドが傷ついたり、感情の起伏がとても激しくなっていました。家族に振り回される生活に、「なんで家政婦みたいなことをしているのだろう」と思ったこともあります。

その頃からです、私が一〇年先の計画を立てるようになったのは。からだや心の変化を感じるようになって、若さで押し切ってきた生活リズムをここで見直す必要があると思ったのです。生きる希望がほしかったのです。子どもたちはいずれ自分の世界に羽ばたき、夫も仕事で何らかの成果を上げていくでしょう。

でも、私はこの先どうなるの。私は一体何がしたいの——人としての根源的な問いかけを投げかけられた時期だったと思います。そこで私がしたのは、一度立ち止まり、自分が将来何をしたいのかを考え、それを実現するための時間割を作ることでした。一〇年先にはこうなっていたい、経済的にはこうでありたい、そのためには五年先にはこうでありたいと未来図を描くことから始めたのです。

本格的に料理を学ぶことを意識したのもその頃でしたし、やる以上趣味ではなく人に教えられるまでの技術と知識を身につけたいと思いました。なぜならば、自分のためだけに使える経済力を得たかったからです。私は結婚当初から中村夫人と呼ばれることが好きではなく、中村氏の隷属物ではないという意識が常にあり、夫からも他人から見てもひとりの人間として魅力的でありたいとずっと考えていました。

自分のためだけに使える経済力を持つことは、自分を大切にし、美しくなっていくことなのです。そう考え、未来に希望を持つことで私の更年期はかなり軽くやりすごすことができたのではないかと今思います。更年期は生き方を見直すときと思い、恐れず、自分なりのリセットをしてほしいと思います。それまで仕事や、家族など他者のリズムに合わせてきた生き方を、自分のリズムを新たに作り出すチャンスととらえてほしい。そういう意味では、更年期は人生の立て直しにぴったりの好機だと私は思うのです。

更年期を上手に乗り切るために

女性ホルモンの分泌の急激な減少により、臓器機能に障害が起きたり、からだの機能の調和が乱れるなど、さまざまな不快症状が起きるのが更年期の特徴です。女性である以上閉経は誰もが通過しなければならない道ですが、閉経を境に前後七年くらいに起きる不調を更年期障害といいます。

最近は初潮が早まっているせいで、三〇代で更年期を迎える人もいます。俗にプチ更年期といわれる世代ですが、小学五年生で初潮を迎えると、早い人では三〇代半ば過ぎから更年期がくる可能性があります。その一方で更年期をまったく意識しないで通過してしまう人もいて、個人差が激しいのも更年期の特徴といえます。

更年期の最も特徴的な症状は、自律神経失調症によって起こるものです。イライラしたり不安感が強い、不眠、抑うつ気分、頭痛、ほてり、汗をかきやすい、めまい、ふらつき、疲れやすい、肩こり、手足のしびれなどなど、さまざまな症状が出ます。

知人の男性は奥さんが更年期で体調をくずし外出できないため、仕事帰りに買い物をして帰っていましたが、そこまで重症化するケースはまれといえます。これまで多くの女性たちの体験談を聞いてきて、更年期は単なるからだの変化だけではなく、女性を取り巻く環境も、不調に大きくかかわっていることがわかります。

確かに女性の一生を考えても、四〇代から五〇代前半というのは難しい時期です。子どもたちは巣立ち始め、仕事をしている女性も会社の中での自分の将来が見えてきて一抹の寂しさを覚えたり、管理職という重責から体調を崩しがちです。こうした家庭の変化や職場環境の中、からだの変化が起きるのですから、調子を崩すのは当然ともいえます。

でも、三五歳の変節期以降、将来のために目標を定め、心身の健康を図り、足元を固める努力をしてきた人は、更年期も前向きに受け止め、軽くやり過ごすことができるのではないかと思います。女性ならば誰もが通過する道であり、それほど恐れる必要はないというのが私の率直な感想です。

更年期は中医学では、五臓の老化ととらえます。特に人間の「生・壮・老・死」と密接なかかわりを持つ腎気が衰えると、「腎気虚《じんききょ》」と呼ばれ、足腰がだるくトイレが近い、夜何度もトイレに起きる、生理の血の色が薄い、おりものが多いなどの症状が出ます。

こうした症状にはニラ、胡桃、唐辛子、えび、イワナ、羊肉などで気を補うと同時に腎を補います。

腎だけでなく更年期は肝の不調もかかわっていて、自律神経の乱れによる諸症状、イライラや鬱気分などは肝から発生したものです。イライラ、うつ気分のほかにも怒りっぽい、めまい、ため息、生理不順、食欲不振、生理痛などさまざま症状が出ます。こうした場合には、えんどう豆、そば、らっきょう、みかん、ゆず、きんかん、ジャスミンのお茶などで肝の気の流れをよくし、ウツウツ気分を解消してあげます。

意外に多いのがのぼせ、耳鳴り、目の疲れ、元気が出ない、ほてり、不眠症などを訴える人で、これらは腎と肝の両方の機能が失調した「肝腎両陰虚《かんじんりょういんきょ》」と呼ばれるものです。この場合は、山芋、セロリ、白菜、豆腐、湯葉、貝類、豚肉、鶏卵、牛乳など陰を補うと同時に血や腎も養う効果のある食物をとります。

このほかにも脾の気が衰え消化が上手くいかなくなっている、気や血が滞っているなどの原因が考えられます。特に女性は生理があるために慢性的に血は不足し、三五歳を過ぎると血が滞る「瘀血」の人が増えてきます。意識的に「補血」「活血」作用（142頁）のある食物を十分とることが大切です。

五回目のからだの変化期・三五歳を過ぎたら、生き方の見直しと同時に、からだのメンテナンスをぜひ始めてください。気・血の流れをよくし、五臓に栄養が行き渡るよう日頃から気をつけていくと、更年期がそれほど苦通にならないはずです。更年期が障害ではなく、ひとつの通過点となり、四九歳、七回目の変化の時を上手に乗り切ることができます。

更年期の後にくる成熟時代は、ひとえに更年期の乗り切り方にかかっているといっても過言ではないと思います。

中村マジック6

回り道のススメ

人生の節目に立ち止まったとき、仕事とは別の趣味や学習、自分の得意分野を作る努力をしていると、未来は必ず開けてきます。子どもの頃習いたかったピアノでも資格取得、釣り、何でもいいのです。好きなことをしていると、人が周りに集まってきて思わぬ出会い、チャンスも生まれてきます。三五歳を過ぎたら、いろいろチャレンジしてみていいのです。その中で自分が好きと思えるものを見つけることができればラッキーです。

生きて行く上で、回り道はものすごく大切です。周りを見ていても、若い頃からひとつの道をまっすぐ行った人は、途中で心が折れてしまう人も少なくありません。中国の黄河もまっすぐ流れているわけではなく、長い年月をかけて川幅を変えながら蛇行しています。黄河のように、周りにあるものをすべて抱え込みながら、人生の海へと注ぎ込んでいく。これぞ人生です。黄河もゆったりしているように見えながら、その内部ではさまざまなドラマが繰り広げられています。私も黄河のように流れながら、旅じたくができればと思っています。

第7章

薬膳で「生涯現役」を目指す

ちょこっと寝のススメ

三五歳を過ぎ、齢を重ねていくと、少しずつですが確実に免疫力は落ちてゆきます。中医学的に見ると、免疫力とは邪気に負けないよう常に正気《せいき》を蓄えておくこと、ということになります。邪気とはからだの外や内側にあり病気を引き起こす有害なものであり、正気は病気に対するからだの抵抗力のことです。

現代社会に生きる私たちには汚れた空気、紫外線、放射性物質、食品添加物、農薬など多くの外邪《がいじゃ》にさらされていて、からだが傷つく機会も増えています。これに対抗するためには自らの免疫力、つまり抵抗力を高めること以外ないのです。人間が外からとり入れているものは空気と飲食ですから、できるだけきれいな空気を吸い、毎日の膳を薬のように役立てていくと、気が充実し元気になっていきます。

私がいちばん心がけているのは、疲れを溜めないこと。疲れると気力が低下するからです。私のスケジュール帳は、とても七〇代とは思えないほど真っ黒に予定が入っています。そんな生活を送っていると、外に向かっては元気なふりをしていてもやはり疲れが慢性的に溜まった状態になります。疲れたなと思うとき、私は椅子に座ったまま「ちょこっと寝」をすることにしています。

移動中の電車の中、タクシーの中、仕事場の椅子、どこでもすぐに眠れることが私の特技ですが、「ちょこっと寝」をするだけでそれまで重くのしかかっていた疲れが嘘のように軽くなるから不思議です。男性にくらべ筋力の少ない女性は、少しでもお昼寝をしたほうが体力温存にいいといわれますが、四〇代以降は、疲れを溜めないためにも自分にあった手軽な休息をぜひ実践したいものです。

ちょっとした疲れ、ちょっとした不調に早めに手を打つことは免疫力を下げない最も身近で手軽な方法です。そこで、疲れたとき、冷えを感じるとき、胃腸の調子が悪いときに私が実践しているメニューをいくつか紹介しましょう。

疲れたなーと思うとき、まず私が必ず作るお茶があります。「にんじん茶」です。材料は高麗にんじん5～10gに大棗《たいそう》（大粒のナツメ）2～3個、黒砂糖適量をカップに入れ、熱湯を注いで2～3分蓋をしておいてから飲みます。高麗にんじんには気を補い、身体衰弱を回復する作用があり、大棗には気と血を養い弱っている胃腸を正常にし、精神不安をとり除く効果もあります。

もう一品は「いかと大根の黄耆《おうぎ》煮」です。作り方を簡単に紹介しましょう。いか1杯はわたを出し輪切りにします。皮をむいた大根1本は乱切りにして、いか、大根、水カップ1、酒¼カップ、醤油大さじ4、砂糖大さじ3、生薬の大耆《おうぎ》10～15gを鍋に入れ、そこに水1カップを注いで蓋をし、中火で煮詰めます。黄耆には気を上に昇らせる作用があり、倦怠や疲労感、食欲不振のときに効果があります。いかには補血効果、大根は消化不良を解消する作用もあります。

からだが冷えたときや風邪をひいて寒気を強く感じるときに、私がかかさず飲むお茶は「ミントとこしょうのお茶」です。ウーロン茶などの発酵茶を小さじ山盛り1杯ポットに入れ、そこに赤白の粒こしょうをそれぞれ小さじ1杯、生のミントの葉を1～2枚加え、蓋をして2～3分蒸らしてから飲みます。フーフーいって飲むと、じわーっと汗が出てきます。

もうひとつよく作るのは「ホットワインドリンク」です。小鍋に赤ワイン200cc、オレンジジュース100cc、シナモンスティック2本、オレンジの皮、グラニュー糖適量を入れ、軽く沸騰させてから熱々を飲みます。これを2～3回にわけて飲むと、軽い風邪ならば治ってしまいますし、何よりからだが芯から温まります。

最後にきわめつけのメニューをご紹介します。「スッポンスープのニラ玉小鍋」です。材料はスッポンスープ（缶詰）1缶、木綿豆腐½丁、ニラ⅓束、むきえび5尾、溶き卵2個分、みりん小さじ1、塩ひとつまみを用意してください。

作り方は超がつくほど簡単で、小鍋にスッポンスープをあけ、卵以外の材料をすべて入れて煮立てます。そこに溶き卵を回し入れてできあがり。なんとも簡単ですが、スッポンには体力回復効果もあり、確実にからだの中から温まります。

日本人には胃腸の調子が悪いと訴える人が多いのですが、免疫力が低くなると当然胃腸の働きも悪くなります。胃がもたれる、食欲がないというときにおススメしたいのが

「キャベツの丸ごとスープ煮」です。

キャベツ丸ごと1個は洗って縦に4等分します。たこ糸で元の形になるよう縛ってから1～2分ゆでます。ザルにとって水気を切り、フライパンに大さじ1のバターを入れて焦がし、たこ糸をとってキャベツの切った面を焼きつけます。それを深鍋に入れ、ひたひたになるくらいの水とスープの素3～4個を加え、鍋に蓋をして5分くらい煮込みます。箸がスーッと通ればできあがり。食べやすい大きさに切ります。

味は塩だけでもよく、トマトピューレ、ケチャップ各大さじ1を加えても酸味が出て美味しい。最後に黒こしょう小さじ⅓をふっていただきます。胃腸にやさしいスープです。

食べることは命を育むこと

高齢の方が満足な食事がとれず栄養失調になっているという話を聞くたびに胸が痛みます。同様に、満足な食事も与えられず死に至った子どもの話を新聞などで目にするたびに、胸が塞ぎます。まして今の日本のように豊かな食生活が約束されている国で、餓死する人がいることに、いたたまれなさを感じるのです。

少し前になりますが、グルメブームが日本を席巻したことがありました。高価なもの、希少なもの、珍しいものに多くの国民の関心が向いたのですが、その反動なのか、最近は健康を維持するための食への関心が高まっています。なぜわれわれは食べるのか。原点に立ち返って考えることは自分自身の生の意味を問い直すことでもあります。

私はベジタリアンではありませんが、人間はもともとは植物を食べて生きていました。特に赤道に近くなるほど植物性の食べ物が豊かになり、北へ行くほど植物は少なくなり、肉食にならざるをえなかったのです。ドイツで現代栄養学が生まれてからは、肉を食べる生活のほうが、穀類だけの生活よりもレベルが高いという概念が作られてしまいました。

でも、人間というのはその土地の人々が食べ続けてきたものを食べたほうが、自然にあっているだけでなくからだにもよいのです。日本人がこんなに肉を食べるようになったのは戦後だということを忘れてはいけないと思うのです。牛が乳牛、肉牛として、食養のためにこれほど組織的に飼われるようになったのはごく最近のことで、それ以前は農業の手伝いをしたり、荷車を引くなどの仕事をしていたのです。

また、昔の人たちはたんぱく質をとるために魚を食べ、ビタミンのために野菜をという食べ方はしていなかったはずです。その時期に身近で手に入るものを食べ、みんな健康に暮らしていました。現在のように栄養素だけで健康を見るのではなく、「五味五性《ごみごせい》をバランスよく食べなさい」という『黄帝内経』の教えを誰に教えられることなく実践していたと思うのです。味のバランスをとるということは、五臓のバランスをとることになるのです。

その上で暑いときにはからだを冷やす食べ物を、また寒いときにはからだを温める食物をとる。このように食物の持つ性質と味を調え、色合いも考慮に入れて視覚、触覚、味覚、嗅覚などの五感の満足を満たすことで、精神的に穏やかであることを目指したのが薬膳だと思うのです。

中医学には「因時因地因人《いんじいんちいんじん》」の考え方があります。これは、季節やその人が住む場所、性別、年齢、その人の体質によって必要となる食物や食べ方も変わってくるというもの。一律にからだにはミネラルとビタミン云々が必要といったステレオタイプの考え方ではなく、もっと個々人に焦点をあてた栄養学が薬膳なのです。その点では、まさにオーダーメイドの栄養学です。当然子どもと大人の食養生も変わってきますし、大人でも壮年期と老人とではまた異なってきます。

特に子どもに対する考え方に中医学の特徴が表れていると思うので、紹介してみます。

「子どもというのは、生まれてから絶え間なく速い成長、発育が続いている。形態、生理、病理など、すべて大人と異なっている。子どもを大人の縮図としてはならない」。子どものからだと栄養を考えるときには大人と同じではダメですよといっているのです。

子どものうちからのファストフードや味の濃い外食はやめ、おにぎりとたくあん、お味噌汁、野菜の煮物、小魚や卵を活用した、昔ながらの植物性の食事を食べさせてほしいと思うのです。日本人は温かいご飯とお味噌汁があると、それだけで満たされた気持ちになります。両親がどんなに忙しくても、温かいご飯とお味噌汁だけは作ってあげてほしいのです。

人生で最も活力に溢れた青年期は消化吸収力もあり、筋肉をつける意味でも肉食が必要だと思いますが、子どもと壮年期以降の大人は、肉食を少しずつ減らして穀類、野菜類、豆類、魚介類をとるようにしたほうがいいのです。食事と五臓の健康は体調として現れ、たとえば肝の栄養が不足すると怒りやすくなります。腎の働きが弱くなると、怖がったり驚きやすくなります。

老化は腎とのかかわりがいちばん深いのですが、腎が弱ると耳が遠くなったり、骨がもろくなる、髪の毛が薄くなるなどの老化現象が出ます。老化防止をひとことでいうと、腎を強めることに尽きます。補腎と呼ばれる、腎の機能を強める食物をとることが、基本的な生命力を高めることになるのです。黒い食物といわれる黒豆、黒ごま、黒きくらげ、昆布などは腎に蓄えられたエネルギー・腎精を高める作用があります。

しかしながら、人間のからだはひとつの臓器でできているわけではなく、すべての臓腑がつながり、まんべんなく働いてくれることによりからだが安定し、心も安定するのです。三五歳以降、腎精が衰え始める年代に入ったら、補腎を中心に五臓六腑すべてに栄養が行き渡るようにすることが大切です。このときからだの健康だけでなく、心の健康も留意しておきましょう。

「心身」というように、心とからだはひとつのものです。これを中医学では心身一如《いちによ》と表現します。食事のときにおしゃべりをしたり、笑ったりもすることも五臓を豊かにしていくことにつながっていきます。私は家ではひとりで食事することが多いのですが、必ずテーブルをセッティングし、とても楽しい気分で時間をかけて食事をします。たとえパンとスープだけだとしても、ひとつひとつの食物を感謝しながら味わい尽くすのです。ですから、食事の時間というのは私にとってはとても満たされた至福の時間です。

たまに、食事は生きるために機械的に食べているという人がいますが、あー、もったいないと思うのです。食物の命をいただく場で、何の感情もなくただ胃袋に詰め込むだけなんて……。老人になるほど、今の日本では孤食が多く、楽しいことを探すエネルギーもなく、ただ空腹を満たすためだけに食べる人が増えているのかもしれません。確かに歳をとると体内の気が少なくなるため、周りへの気働きができずに自分の中に籠る傾向があります。

でも、すべての人にとって、特に子どもと老人が真に健康であるためには、からだだけでなく心の満足が必要だということを、ぜひ忘れないでください。健康を考えるとき、心を忘れず、心身ともに豊かになる食べ方を心がけてほしいと思います。

七情《しちじょう》をコントロールする

いつまでも若く元気でいたいという思いは、人類共通の願いです。そのためにあなたなら何をしますか、いえ、何をしていますか。美容、運動、サプリメント、趣味、おしゃれ、新しい出会いを求めた旅行などなど。なかには読書や学習で頭を磨き続けている人もいるでしょう。私の場合は、平穏な心で生活することです。平穏な心とは、人の気持ちに寄り添えるだけの余裕を持った心の状態といい換えてもいいと思います。

いつも穏やかな気分でいることは、言葉でいうほど易しいものではありません。人間は感情の動物ですから、ちょっとしたことで怒ったり笑ったり、まさに感情の舟の中で右往左往しているようなものです。中医学では何千年も前にそのことを見抜いていて、人間の感情を「七情《しちじょう》」と呼びました。

七情とは、「喜・怒・憂・思・悲・恐・驚」の七つの感情のことで、五臓と深い関係をもっています。人のからだは気・血・津液が順調に流れているとき健康でいられ、そのいずれかが滞ると病気になるわけです。七情が過剰になり五臓の機能を阻害することによって、気・血・津液の巡りが悪くなり、病気が起きると考えます。

感情と五臓がどうかかわっているかといいますと、怒りは肝、喜びは心、思いつめることは脾、憂いや悲しみは肺、恐れと驚きは腎とつながっています。どういうことかというと、毎日瞬間的に沸き起こる喜怒哀楽は問題ないのですが、それが強烈であったり長引いたりすると、感情とつながっている五臓が傷つき失調してしまいます。

激しい感情はからだを傷つけます。両親が喧嘩ばかりしている家庭の子どもは七情でからだが傷つきますし、虐待を受けている子どもはからだが大きくならないといいます。これなども激しい恐れが腎の機能を阻害し、気・血・津液の流れを悪くした結果、発育、成長が阻まれているわけです。腎は生・壮・老・死の要です。ですから、発育・成長期の子どもはできるだけ穏やかな環境で育てたほうが心身ともに健康でいられるということを、子育て中のご両親はぜひ心に留めておいてほしいと思います。

余談になりますが、私が小学生の頃、日本は戦争をしていました。私と同じ昭和一一年生まれには立川談志さん、安達瞳子さんなど、小柄で気が強く、自分の気力だけで道を切り開いてきた人が多いのですが、空襲警報、関東大震災の惨事など、戦争がからだに与えた影響が大きいと私は勝手に思っています。強い恐怖、おびえといった感情にさらされていたことが、身長に現れているのではないかと思うのです。私は身長一五五センチ、体重五八キロで、家族の中でいちばん小さいのです。

さて、話を戻します。激しい感情は大人になってからも抱かないほうがよいのです。たとえそのような状況に陥っても、決して長引かせない。これが心身ともに健康であるための鉄則です。七情は私たちの最も近いところにある感情ですから、これをコントロールできるだけで病気のリスクを減らすことができます。

心身ともに健康な人はいくつになっても美しい。ですから、健康でイキイキとして齢を重ねていくためには、七情のコントロールが欠かせないと私は考えています。でもひとつ注意してほしいのは、自分の感情を外に出さないことが七情のコントロールではないのです。自分の感情を出さないのが大人という人がいますが、私は逆で、自分の感情に素直に従ってよしという主義です。

私は嬉しいときは子どものようにはしゃぎますし、悲しいときには素直に泣きます。人に迷惑にならない感情は、そのときどきで素直に発散しているとストレスが溜まらないからです。感情を表に出すと、それを目にした人は「なんだ、私と同じなんだ」という共感を持ってくれ、これをきっかけに関係が深まったり、新しい人間関係が生まれる利点もあります。要は大人だからと取り繕う必要はないのです。

自分が素直でいると、人は自然と手を貸してくれるようになり、助け合っているうちに相手の気持ちも理解できるようになります。相手の気持ちを受け入れ、寄り添えるようになるのです。相手がつらいとき、「つらいでしょう」とただそばに寄り添ってあげるだけで、相手はどれだけ気持ちが楽になるかわかりません。

人を思いやる気持ちを持つためには、七情をコントロールし、いつも穏やかな気持ちで過ごすことが大切です。そのために私が日頃から気をつけていることは、相手を大切に思っていることを伝える手段として、丁寧な言葉遣いをすること。相手の態度や言葉にたとえ傷ついても、相手を責めたり追いつめないことです。人を許さないと、自分も許されないからです。

生きるということは、自分以外の人々の命も大事にするということです。他者への配慮を忘れなければ、七情の激しい感情はコントロールすることができます。ただ悲しみ、特に大切な人を失った悲しみはそう簡単には癒やされませんが、その悲しみが自分のからだを傷つけていると思うことが立ち直りのきっかけを作ってくれるはずです。

繰り返しになりますが、激しい感情は長引かせない。早めに手放す。齢を重ねるということは、七情と上手に付き合えるようになることといえるかもしれません。

笑顔が福を連れてくる

送られてきた健康保険証を見て、ギョッとしたことがあります。「後期高齢者医療被保健者証」という文字に「えっ、私が？」。老人という言葉自体が自分の中にはなかったので、びっくりしたというのが正直な感想でした。多分みなさんも同じだと思うのです。ある日突然「あなたは老人ですよ」と現実を突きつけられ、初めて自分が社会の中で老人と呼ばれる域に達していたことに気づいて驚くのです。

閉経前後、女性は更年期障害という嵐に巻き込まれますが、それを乗り越えれば心身の状態は比較的穏やかになります。若い頃、北アルプスなどの険しい山を登っていたとすると、個人差はありますが低い山を探索しているような感じでしょうか。それでも年輪は刻まれ、確実に歳を重ねていきます。

一生懸命働き続けてくれた五臓六腑も疲れを見せ始めますが、「腎精」を補い、腎の機能を高めるような食事をとっていけば、老化のスピードを緩めることができます。加齢といいますが、齢を重ねるということは、自分にとって不要なものをそぎ落としていくことでもあります。そぎ落としていると、人に対してものに対しても本当に大事なものは何かが見えてきます。

身も心も軽くなり、自然と生きることに感謝する気持ちも生まれ、人生って悪くないなー、人間って悪くない、と最近よく思うのです。自然を身近に感じられるようになり、日々の変化や季節の移ろいを素直に喜ぶことができる。よく老人になると子どもにかえるといいますが、本当に子どもにかえっていく感覚があります。

わが家の居間には鏡がいくつもあり、いつでも自分の姿を映せるようになっています。鏡で笑顔をチェックするのです。家族に対して、ご近所の方、仕事仲間に対しても笑顔で対応できるよう、日々その鍛練をしているといってもいいかもしれません。中途半端な笑顔ではなく、心からの笑顔で人と接するためにはやはり訓練が必要です。

笑顔の利点はさまざまで、ひとつには人が集まってくることでしょう。笑顔でいつも挨拶をしていたら、名前も知らないご近所さんから突然声をかけられたり、進まなかった仕事が上手く解決したり、お母さんが笑顔でいれば家族は心おきなく勉強や仕事ができるなどなど、数えあげたらきりがありません。女性たちはもっと笑顔の効能に注目してほしいと思うのです。

若さだけで輝いていられた時期を過ぎたとき、次にあなたを輝かせるのは笑顔にほかなりません。笑顔の素敵な老人を目指してほしいと思います。笑顔でいると楽しい話や楽しい人が集まってきて、溌剌とした人生を送ることができます。ただ、笑顔を保ち続けるためには、健全な心とからだが必要で、七情のコントロールが上手くできていないと温かい笑顔の人にはなかなかなれません。

心を伸び伸びとさせておくために、もっと自分を遊ばせてほしいと思います。特に女性は子どもや家族がいると自分ひとり遊ぶことに罪悪感をもってしまう人が多いのですが、自分を楽しませる方法を早い時期から確保しておくと、それが齢を重ねたときに人としての幅になってくれます。

私は思い立つとひとりで映画館へ行ったり、銭湯に出かけたり。これとは逆にホテルのラウンジでリッチな気分に浸ったり、古本屋街を散策したときに古いバーを見つけ、日常とは異なる雰囲気を堪能することもあります。日常と異なる空間に身を置くだけでリフレッシュし、からだに溜まった埃をお掃除できるのです。

私が所属する日本中医食養学会には、さまざまな年代の方たちがいて、彼女らや彼らと話すことは、新しい自分を発見する好機です。子どもや孫など、自分よりも若い世代の家族とつきあうことも、知らない情報がたくさん入ってきて勉強になります。私のパソコンの先生は高校生の孫なのですが、「この前教えたでしょ。いわれたことはちゃんと覚えなきゃ」などと叱られることも、この齢になると楽しいものです。

遊び上手、笑顔上手は、人生を豊かにします。齢を重ねると腎の機能が落ち、自分の中に籠ってしまい、特に男性の場合人づきあいを嫌う人が増えるといいます。八〇代以上になるとテレビを見るのも億劫になる人がいて、つまらないから横になる。これを繰り返しているとからだの機能は確実に低下してしまいます。ある老人施設の介護師さんがおっしゃっていましたが、テレビを見たいと思うことも老人にとっては好奇心を失っていないことの証なのだそうです。好奇心を持ち続けることは、高齢者にとっては生活の質を高める意味でも非常に重要なのです。

その第一歩として、部屋に鏡をおいて、鏡の前を通るときにニコッと笑ってみてくださ い。きっと笑顔が福を連れて来てくれますよ。

上手にウイズ・エイジング

アンチ・エイジングという言葉をよく耳にしますが、アンチという言葉にどうも私は馴染むことができずにいました。否定的な言葉は苦手なのです。アンチではなく、ウイズ・エイジングという言葉と出会ったとき、そう、そう、これなのよと納得しました。齢を重ねることを、私は肯定的にとらえたいのです。

ヘルマン・ヘッセに『人は成熟するにつれて若くなる』（草思社）という本がありますが、それまで身につけてきた余分なものをじょじょに脱ぎ捨てていき、成熟した後に待っているのは若さだというのです。詩「老いていく中で」の中でヘッセは語りかけます。「若さを保つことや善をなすことはやさしい。だが心臓の鼓動が衰えてもなおほほ笑むこと　それは学ばなくてはならない」と。

また、私の好きな画家・中川一政の言葉「もう、我は駄目だと思う時もある　やっていかうといふときもある」「われはでくなり　つかはれて踊るなり」に、人間関係や物事が上手く進まないときどれだけ励まされたかわかりません。こうした自分の核心に迫ってくる言葉に出会ったとき書きとめておくと、足元が揺らいだときに大きな助けになります。

私は子どもの頃から『星の王子さま』（サン＝テグジュペリ）が好きで、私の頭の中にはいつも星の王子さまがいて、地球の中でバタバタしている自分を、他の惑星から見守ってくれています。何かに躓いたとき、「人は目で物を見るんじゃないんだよ。心で見るんだよ」とそっと注意してくれるのです。私の場合は星の王子さまですが、自分以外の視線を持つことは、客観的に自分を見つめられるという意味でとても大切なことだと思います。

人生の岐路に立ったとき、弱気になったとき、自分を励ましてくれる言葉を持っていると、人はまた元気に歩き始めることができるものです。そして、上手に齢をとるためには、絶対に諦めないこと。諦めたときに老いが始まりますから、老人という言葉にとらわれず、「私」として生きていけばいいのです。最期のその日まで。

私には人の命を自分のもの同然に大切にするという意識が強いのですが、それは戦争の時代に生きた経験が大きいのです。子どもの頃、家はお茶ノ水にあり、都市計画や橋づくりなどの仕事をしていた父は当時としては珍しく、仕事でよく外国へ行っていました。そして外国人の生き方などもよく話してくれました。

東京大空襲で家を焼かれ、逃げる途中で見た地獄絵は今でも脳裏に焼きついています。何の罪もない人が目の前で倒れ、息絶える姿の理不尽さに、子どもながらも悲しみと同時に怒りを覚えました。この原体験が自分の命だけでなく、人の命にも思いを馳せる視線を与えてくれたのだと思います。

ですから、今も自分ひとりだけが健康で若々しくいたいと願うよりは、薬膳を通してみんなが心身共に健康で寿命を全うしてほしいと思うのです。私がこれまで中国料理をきっかけに漢方に目覚め、その後中医学、薬膳と学んできたのは、心のどこかに子ども時代から抱いていた、人を助けたいという思いがあったからだと思います。

さて、ウイズ・エイジングの話に戻すと、健康でいた人でも病気になると急にふけて見えることがあります。年齢には暦の年齢と生理的な年齢があり、生理機能が衰えるとグンとふけて見えるからです。上手に齢をとろうと思ったら、病気にならないことです。疾病がいちばん加齢を進めてしまいます。

中医学的に病気にならないポイントは三つあります。ひとつは、すでにお話した六邪《ろくじゃ》(風・寒・暑・湿・燥・熱)に気をつけること。二番目は、七情による精神的ストレスを抱えないこと。そして三番目は、食べすぎや偏食など飲食に気をつけ、過労や運動不足に陥らないこと。切り傷、火傷などの外傷・事故に気をつけることです。

病気を引き起こすこれら三点に注意し、物理的にも精神的にもゆったりと暮らす。これが理想的なウイズ・エイジングの暮らし方だと思います。その上で好奇心を持ち、何ごとにも前向きで、笑顔を忘れなければ、中医学の養生が目指す「延年益寿」、健康で長寿を全うすることも夢ではないはずです。

もうお話しましたが、私が薬膳で心身の健康を保つ理由は、最期に健康で死ぬためです。実はその昔、お産で生死の境をさまよったことがありました。難産で意識を失い、周りは大騒ぎをしているとき、私は長いトンネルを抜けて明るい場所へ出ました。それまでの人生の楽しかったこと、良かったことが次々と頭に浮かびました。

そこはお花畑で、明るい光に満ちた、私には明るい未来を感じさせる場所でした。あの中へ歩いていって動き回りたい。そう思った瞬間、目が覚め、生き返ったのです。今、私にとって死は怖いものではなく、あー、生き切ったと自分のそれまでの人生を肯定して目を閉じることができたら、きっとあのお花畑に行けるにちがいないと思っています。

寿命を生き切る。そのためにいかにして心身の健康を保つかは、私たち一人ひとりに課せられた人生の課題だと思うのです。そのためには『黄帝内経』が教えてくれているように「内より外を知り、外より内を知る」ことが大切です。自分の体質を知り、薬膳で弱点を補い、ぜひ健康を手に入れてください。

これまでは「衣・食・住」の時代でしたが、これからは「医・食・充」の時代になると私は思っています。長寿社会を健康で生き切るためにも中医学に基づいた食養生、そして心の充足を忘れないでほしいと思います。

中村マジック 7

目指そう、笑顔美人！

加齢とともに現れるしわ。しわには大きなしわと小じわとがあり、皮膚がやわらかいと大きなしわ、つまり大波になります。一方小じわを私は小波と呼んでいるのですが、肌が乾燥しているとできやすくなります。大波と小波どちらがいいかというと、私は大波のほうがいいと思っています。大波は人生のエスプリとして受け入れられるからです。小波はメンテナンスをきちんとすれば防げるものです。

困るのは口の周りのしわ。でも、このしわをチャーミングに見せる方法があります。笑顔です。笑顔を浮かべていると、口の周りのしわが気にならなくなります。ぜひお試しあれ。私は部屋に鏡をいくつもかけ、前を通るたびにニコッと笑顔を作ってみます。パソコンを打っているときも、できるだけ笑顔でいるようにします。笑顔は毎日浮かべることで上手になり、身についてきます。道を歩いているときも笑顔のせいか、知らない人によく道を聞かれます。気持ちが沈みがちな冬は効果てきめんで、笑顔でいるだけで気持ちが明るくなってくるのです。笑顔って、本当に福を連れてくる、と実感する日々です。

おわりに

人間の一生を四角形にたとえてみましょう。一辺が二五歳で、四辺合わせると百歳になります。その四角形の第三コーナーを曲がり、第四コーナーに入った——これが今の私の立ち位置です。てくてくとずいぶん歩いてきたものだと来し方を振り返ることもできますし、手元に残されたあまりに少ない時間に愕然とする方もいらっしゃると思います。私の場合は、「まだ百歳の終点までは二〇年以上もあるわ」と思うのです。

さて、その間に何をしましょうか——第三コーナーの終わりが見えてきた頃からそう自分に問い続けていたら、薬膳であり、中医学であるとの答えが返ってきました。

「健康に死ぬ」という私の最終目標を達成するためにも、襟を正し、薬膳と中医学の森を歩き続けよう。中医学の世界は広く、深すぎて、学べば学ぶほど自分の力のなさを思い知らされるのです。理解したと思っていても、すぐに迷路に入り込んでしまいます。

そんなときは腰を据え、先人が遺してくれた知恵を再度学び直すことでしか、道は探せません。それがとても楽しい。そう思える心の余裕を持てる年代に入ったということなのでしょう。歳をとることは失うものばかりでなく、積み上げた時間と経験だけが教えてくれる「成熟」という贈り物もあります。

この本の中でも薬膳における「瀉」と「補」の話をしましたが、私の年齢になると「瀉」、つまり不必要なものをとり除かないと、「補」、効果的に補うことすらできなくなってきます。あれも必要、これも必要と足し算ばかりしていくと、必ずからだも生活も渋滞を起こしてしまいます。少し前「断捨利」という言葉が流行りましたが、現代人の生活は過剰になりすぎていると心の底で思っている人が多いのでは、と私は見ていました。

モノを大切にしなさいと育てられた我々の世代にとって、モノを捨てるということには抵抗があります。一度自分が手にしたものは紙一枚捨てられず、ゴミ屋敷に住む老人もいます。人間にとって捨てるということは簡単なことではないのですが、心身ともに健康でいたいと思ったら、手放す勇気を持つことも大切です。私は不必要になったものは迷わずリサイクルショップに引き取ってもらいます。

食器類は一年に一度整理し、高価なものでも今の生活には不要と判断したものは段ボール箱に入れ、家の門の前に置いておきます。「どうぞお使いください」と書いておくと、いつのまにか全部きれいになくなっています。薬膳料理の撮影で使ったものなど、数が揃っているものが多いせいか、だいたいご近所の方々が引き受けてくださっているようです。モノたちに新しく生きる場が与えられ、私としては心から感謝するばかりです。

幸いにも、歳とともに身軽になり、本当に好きな世界に身を置ける幸せを今嚙みしめています。中国料理に端を発し、漢方、中医学、薬膳と何かの手によって導かれてきた私の人生。二一世紀に入り、医学の世界も西洋医学一辺倒だったものが、西洋医学と東洋医学の良い点を融合した第三の医学が模索されるようになってきました。ひとりの人間をひとつ一つの臓器としてではなく、全体として診ようとする医学です。

薬膳の根底に流れる中医学には養生という考え方があります。自然界の理《ことわり》を守り、日々の生活や健康を維持するために生かしていく。ちょっとした不調を見逃さず、早めに正しく対処していけば、病気は防げるというのが中医学の考え方なのです。「陰虚」や「陽虚」など見慣れぬ言葉の数々に挫折しそうになるかもしれません。でも、ちょっと辛抱すれば、薬膳が目指す姿が見えてくるはずです。言葉の難しさに惑わされず、好奇心を膨ら

【コラム5】〈ズワズラ〉考

江口重幸

私はこれまで、菅原和孝先生（以下敬称略）の一連の著作に測り知れない刺激を与えられてきた。それらは、野村雅一先生のご厚意でかつて長年国立民族学博物館の研究員にしていただき、その定期的な研究会でご一緒し、その発表を聞いてきたことのおかげである。私の未知の領域である霊長類学へ目を開く契機になったのはいうまでもない。しかし当初私は、失礼ながら、ニホンザル研究から人間の相互行為へと視点を大きく転換させつつあった菅原の一連の発表を聞いて、それが勝算のありそうなアプローチとは正直感じられなかった。しかしその後わたしの浅見は、ものの見事に裏切られていくのである。つまりその研究会を通した長い期間中も、後になってやっとわかるのだが、菅原の視線のある部分はずっとカラハリ・サンの人びとの生活世界に注がれていて、それに接近するありとあらゆる手段を、それこそ手探りで求め、磨き込んでいたことが浮かび上がってくる。

＊

私は長年精神科の病院に勤め、現在まで拙い臨床を続ける精神科医である。日常臨床を人類学的な、あるいは人間科学的な知に何とか結びつけたいというのが積年のテーマであった。こうした経歴もあって、それだからこそ一層、菅原のフィールドワークが提示するものに際限なく惹きつけられるのであろう。

私が出だしから驚かされたのは、菅原の記述するサン（ブッシュマン）を代表とする狩猟採取民と呼ばれる人々が、ふりかえれば『群衆と権力』［カネッティ 二〇一〇］や『分裂病と人類』［中井久夫 二〇一三］に取り上げられているように、地表に残された動物の微かな足取りの痕跡を見て、その対象の世界に入り込み、その現在の位置や、経過時間を割出していく能力、つまり動物への「変身」や「微分回路」をもつ代表的人々であり、この能力こそ（中井のいう）統合失調症の「徴候空間優位」な思考パターンの原型ではないかという（精神医学領域での）前提となる部分に関わる。なるほど菅原の著作には、いたる所でこうした狩猟民的なエピソードが描かれている。しかし、統合失調症のある部分の原型とされた彼ら／彼女らは、折あらば身を寄せ合って、いわばぎゅう詰めの状態で座り、しかもその際に身体の一部を必ず他者と接触、ないし重ねるようにしながら、滔滔と語りあう談話の世界をもっている。しかもそれは会話の中途で他者が割り込み、複数の話が重畳するように展開する、饒舌な世界なのである、という描写に出会う。私の中で、孤高で、独我論的存在の代表格のように勝手にイメージされていた人々は、あくまで平等主義的で独特な身体感覚で他者とつながっている人々であるという事実によって、ものの見事に私の先入観は覆されていく。

＊

さて、それぞれ語り口もテーマも異なる菅原の多くの刺激的な著作の中で、私が精神医学や心理学や看護学の同僚や友人にまず一番に薦めてきたのは、一九九八年に出版された姉妹編の二冊『語る身体の民族誌』と『会話の人類学』［菅原和孝 一九九八a、一九九八b］であった（もちろんこれら以外のいずれのものも思考の深い部分を励起する傑作群であることは疑いないが……）。結果的にいって私が推薦したこの二冊を読んで、面白くなかったという人に出会ったことはない。いずれの者もその読後感を述べようとするのだが、自分がどの部分に揺り動かされたのか正確に突き止められずに、たどたどしく感動を伝えようとするのである。その言葉にしにくい部分を、私はいつも頷きながら共感して受け止めている。あえていえば、その根幹をなすのは、インタビューや会話のトランスクリプト部分を読んでいくにしたがって、次第に現われてくる他者世界の圧倒的な重層性であろう。おそらくこうした部分を詳しく解説するために『会話の人類学』という一冊が書かれたといってよい。

会話をテープに取り、文字のないその言葉を文字に起こす独自の方法を開発し、それを逐語的に文字に変換し、さらにひとつひとつの単語の重層的な意味や連関を取り入れて一続きの文章にし、さらには著者自身の解釈や説明を加えてひとかたまりの会話（談話）セッションのようなものが提示される。そしてそれらのキータームは、数年後に偶然のように別の意味連関で使用されているのが発見され、再び原テキスト自身に新たな解釈・改変が加えられるという進み行きになる。したがって読者は、現地の人たちすらおそらくは考えていないような複雑で多重な層を、菅原によって丹念に、縫うように再現される有様を見て、そこに示される細部やその世界の総体に考えを広げて圧倒されてしまうのであろう。そして重要なことは、それがもしかしたら、私たちが何の疑問もなく日々交わしている日常会話でも生じているかもしれないということなのである。

＊

こうした一連の論考の最後に、私をとらえて離さない、〈ズワズラ〉をめぐる章がすえられている（『語る身体の民族誌』の第六章「日常会話の背後に」の「狂う人」を参照）。ズワズラとは簡単にいえば「発狂すませていってほしいと願っています。

薬膳はまた私たちが日々使っている食物について、季節や個々人が今最も必要としている食物の組み合わせを教えてくれます。これを理解し、実践していけば毎日の食事の質は飛躍的に高まるはずです。そして、薬膳生活の先にあるのは「延年益寿（健康長寿）」と信じて、日々の生活に生かしていってほしいと思います。今日を「薬膳元年」と決めてみてはいかがでしょう。

健康に生き、健康に死ぬためには、日々の努力が必要です。そのために長年にわたり私が学んできた薬膳の知慧をお伝えしたいと思い筆をとりました。生涯健康で、共に前を向いて歩いていきましょう。

出版の機会をくださった論創社の森下紀夫社長、そして読みやすくまとめてくださった荻原恵美子さん、編集者の加藤真理さんに心から感謝いたします。

二〇一五年三月吉日

中村きよみ

参考文献

原島広至（伊藤美千穂・北山隆監修）『生薬単——語源から覚える植物学・生薬学名単語集』（改訂第2版）エヌ・ティー・エス、二〇一二年
南京中医学院編著（石田秀実監訳）『現代語訳 黄帝内経素問（上・中・下）』東洋学術出版社、一九九一年
日本中医食養学会（仙頭正四郎監修）『現代の食卓に生かす「食物性味表」』燎原書店、二〇〇九年
劉影『女性のためのはじめての漢方——肌・体・心がきれいになるレシピBOOK』池田書店、二〇〇四年
戴毅監修（浅野周訳）『全訳 中医基礎理論』たにぐち書店、二〇〇〇年
内山恵子『中医診断学ノート』東洋学術出版社、一九九九年
辰巳洋『実用 中医薬膳学』東洋学術出版社、二〇〇八年
日本中医食養学会編『中医薬膳』（第2版）日本中医食養学会版、二〇一一年
日本中医食養学会（国立北京中医薬大学日本校監修）『ふだん着の薬膳——旬を楽しむ81の簡単レシピ』朝日新聞出版、二〇〇九年
ワーカーズ・コレクティブあんず（于爾康監修）『未病に克つ！——食養生、漢方からアロマコロジーまで』ゆうエージェンシー、二〇一一年
日本中医食養学会編纂『現代の食卓に生かす「食物性味表」』

る」ことである。菅原はある時、例のごとく車座になって盛り上がっている会話に耳を傾けている。その内容を要約すると、ある女性が意味不明の言葉を吐きながら、棍棒をもって周囲の人を叩き、常軌を逸した状態になった時のエピソードである。それを二人の青年が猟犬の恰好で巧みに吠えかかり、追い立てながら家の中に封じこめる。その女性はいわば軟禁状態で怯え、ひどく震えだし、その後に眠ってしまい、結局翌朝皆が寝込んでいる間に荷物を担いでいなくなってしまう。その時最後に、犬の糞と煙草を混ぜ合わせてあげる、という不可思議な言葉を残して立ち去った顛末を、皆で思い出し話しているという場面なのである。

この奇妙なエピソードの深層が、その後次第に掘り進められていく。まずはその数週間後に、菅原らが各個人の家々をめぐって何を所持しているのかを問ういわゆる「財産目録調査」においてである。その際に部屋の隅の袋の中から一〇センチ程の木の枝が出てくる。それは何かと問うと、ズワズラの人の治療に使う治療薬「ギェーカム」だ、と説明をされる。

そこで、そもそも時々口にされているズワズラとはいったい何なのかという問いを菅原は投げかけている。それは回答する青年によれば、ガマという（神であり悪魔であるような）存在が人間の身体の中に入りこんで、その人の心を「取り替える」のだという。そして一旦ズワズラになると、しばらく黙りこんだ期間を経て、突然立ち上がって周囲の者を襲い、槍で刺したりするというのである。それは先の木の枝（ギェーカム）の燃えさしを首筋に押し付けることで治療可能なのだ、と説明される。

＊

さてさらに一〇年近くの年月を経て、菅原は別の老人からの聴き取りの際に、もう一人のズワズラの青年の話を聴きだしている。この老人はこう説明する。おそらくその青年は、眠って夢を見ている間にガマ（神）たちがやってきたのであろう。そして（ガマは）「おまえこのことを行なえ」といったのだろう、あるいは死者と出会って怖れおののいたのであろう、と。菅原はここで使用されている「行なう」の原語の「ツィー」という語は、「ダンス」「術をかける」「巧みだ」というきわめて多義的な語であると注釈を加えている。夢の中に出てきたガマが「おまえ、踊れよ」と言ったのかもしれないというのである。

菅原は、さらに先のズワズラの女性が、なぜ犬を真似る二人の青年に吠えかけられながら、「くぎづけに」なり、小屋に追い込まれのかという一節を後になって理解することになる。それはかつて犬の声を巧みに真似て果実をとるという遊びに興じる青年の声に、その女性が驚き、真剣におびえたという共通の記憶から由来しているのである。青年たちはその記憶をもとに猟犬と化して吠えつき、その女性を誘導しているのである。日常会話のほんの一部分を理解するに要した膨大な時間をふり返って、菅原は、その人びとの「信念」の理解などは到底できそうもないと記している。だが、かつて犬を真似た青年たちが、相手が狂気の時に、再びその場面に戻って吠えたてる――それを菅原は巧みに「原野の想像力」と記しているが――そうした関係は理解できる気がする、と。

＊

時間や空間が複雑に錯綜し、謎めいて、魅惑的でもあるこの部分を、私の拙い要約でまとめざるを得ない。もしかしたらとんでもない誤解が介在しているかもしれないことに躊躇をおぼえるが、そもそもリニアで、整合的な物語など成立しようもない領域である。

この何重にも翻訳不能な、「信念」の世界、その多義的な言葉の連なり、そこからほそいルートを通して――かろうじて連想されるというレベルかもしれないが――導かれる独特な世界観、愛情や嫉妬、怖れ、夢、他界、神や悪魔、そしてズワズラの病因論が、本当に地引網を引き上げた時のように、すべてまとめてここに切り出され、広げられているのである。これらを前に充分な言葉があるようには思えない。そして、先にも記したように、私たちの当然のことと考えている日常生活や日常会話も、こうした話し手‐聴き手自身も気がつかないような「背後」を有するのかもしれないということに理解が及んでくるのである。

菅原の膨大なフィールドワークが、私を、そしてわれわれを魅了するのは、こうした根源の部分へと多層的に広がり、結びついている開口部を、たえずわれわれに意識させずにはおかないからなのである。

【参照文献】
カネッティ・E（岩田行一〔訳〕）二〇一〇『群集と権力　上／下』法政大学出版局。
菅原和孝　一九九八a『語る身体の民族誌―ブッシュマンの生活世界Ⅰ』京都大学学術出版会。
菅原和孝　一九九八b『会話の人類学―ブッシュマンの生活世界Ⅱ』京都大学学術出版会。
中井久夫　二〇一三『分裂病と人類』東京大学出版会。

第11章　鏡なき社会の対他存在論

菅原和孝　*SUGAWARA Kazuyoshi*

1　フィールド哲学としての人類学へ向けて

フィールド哲学としての人類学は可能か？――このような問いは往々にしてその不可能性を仄めかす。だが、本章はあえて楽観的に肯定的な答えを導くことをめざす。拙著のなかでの唯一の理論書で、私はフィールド哲学を以下のように定式化した。

> フィールドでの観察と経験が「わたしがこうして存在していること」の不思議さを照らすことを求めると同時に、そのような不思議さの感覚が新しい観察の原動力となることを求める。
> ［菅原 二〇〇二a：一二〇］

だが、「存在の不思議さを照らす」とはどんな知の営みなのだろう。ドゥルーズとガタリが哲学の使命は新しい概念を創造することだと言いきったことは、「不思議さ」という詠嘆的な表現の曖昧さを払拭するうえで啓発的である［ドゥルーズ、ガタリ 一九九七］。概念こそ、鬱蒼たる謎の森に道を拓く山刀《マチェット》である。たとえば、シニフィアンとシニフィエの結合体としての「記号」という概念が創出されなかったら、私たちは「交通《コミュニケーション》」について今のような形で思考することはありえなかったろう。

　けれど、フィールド哲学としての人類学がすべきことは、哲学者が創った概念を自分のフィールドにあてはめてその有効性を確認したり、逆にその近代性を批判したりすることだけなのだろうか。むしろ私たちが与すべきいささか大それた野望は、哲学がいまだ創出していない新しい概念を摑みとることではなかろうか。最後に改めて取りあげるが、メルロ＝ポンティは間身体性という概念を曖昧に輪郭づけるなかで、「われわれが……肉と呼んだのは、……〈私自身〉のこの生得的な無記名性なのであり、そして知ってのとおり、伝統的哲学には、そのようなものを名指すための名前はないのである」と断言した［メルロ＝ポンティ 一九八九：一九三］。このようなメルロ＝ポンティの過激《ラディカル》さは私たちを力づける。

2　行動的弁解

◉行動的弁解との出会い　三二年にわたって私が通い続けてきたフィールドに舞台を移す。南部アフリカの内陸国ボツワナの中央部に住むグイ・ブッシュマンはカラハリ砂漠と呼ばれる乾燥サバンナに適応した狩猟採集生活を営んできたが［田中 一九九〇］、一九七九年以来、政府の施策により定住化し、配給される救荒物資や政府の雇い上げによる賃労働に生計の大半を依存させるようになっている［田中 一九九四、丸山 二〇一〇］。

私自身が積み重ねてきた民族誌記述のなかに新しい概念があったろうか。一つだけ挙げておきたい。それは「同時発話」である。「同時発話」とは、グイの日常会話の一様相を表す記述語にすぎないが、そこから導かれた「連関性の分岐」「並行的な共在」といった概念は、私たちが自明視する言語交通の秩序に強力な異化作用を及ぼすものだった［菅原 一九九八］。本章では、もっとささやかな概念を新しい角度から掘りさげてみたい。

私が「行動的弁解」という語を思いついたのは、訪問者と居住者のあいだで交わされる挨拶（観察は一九八四－八五年）の分析をしているときだった。挨拶それ自体だけでなく、訪問者が見せる「小さな行動」に注目すべきだと考えるようになった。こうした行動は、場にとどまり続けることへのためらいと結びついている。幼児をからかう、子どもへの関心をことさらに表す、事物（楽器、居住者が携わっている作業、話題になった事柄など）に注目する、自分の身体を検査する（足の棘を抜く、古傷をいじる、衣服を払うなど）、手作業の材料を持参し訪問先でもそれを続ける、等々。小さな行動が何ほどかの「暇つぶし」になっているかぎりにおいて、訪問者の滞在は自然な外観をおびる。私にはこれらの行動が「弁解」のように見えた。暫定的に定義すれば、「見間違えようのない身体行動に没頭することによって、目前の相手との関わりに対する真の意図や期待をカモフラージュするようなふるまいかたを〈行動的弁解〉と総称」する［菅原 一九九三：一一八、かなづかいを一部変更］。

◉典型的な事例　一九八七年から一九九二年にかけ

て、私はグイの日常会話を収録して分析した。最後の年にはかなりの場面をビデオに撮影した。その一つで、典型的な行動的弁解に気づいた〔菅原 一九九七〕。参与者は私が住むキャンプの中年女NとG、そしてその朝訪ねてきた初老の女Dである。前日の夕刻から夜通し強風が吹き荒れ、深夜に定住地の中心部で火の手があがった。訪問者Dは、昨晩出火したのはAの家であったというニュースをもたらした。GがDに向かって語りだす。彼女は夕刻にまさにこの家を訪れていた。小屋の中で焚き火を囲んだ若者たちが紅茶を淹れるために火を大きくしたのをたしなめた。Gは「私の忠告を聞かなかったら火事になった」と言いたかったのだ。するとNが熱弁をふるいだす——グイコの父（自分の夫）たちは昨晩あやうく子どもたちを焼き殺すところだった。彼と義理の息子とが火を大きくしようとした。「あんたたち二人は頭がおかしいの？ 暴風が来ようとしているのに」そう言って焚き火を大半埋め、小枝二本だけを火に載せた……。語りのあいだNは演技的な所作に没入した。腰を浮かしたり、砂を盛り上げて焚き火を埋めるさまを再現したり、小さい物をつまみあげそっと砂の山の上に置く身ぶりをしたりした。さらに彼女はその小屋に入るまでの経緯を語る。風が強くなり始めた頃、閉めきってあった小屋に孫たちが入ろうとしたので慌てて止めた。「あんたたち、火を焚くまで待ちなさい。風が強くて〈咬むもの〉（ヘビやサソリ）が家に入りこんでいるかもしれないから」。

下欄の一行目でNはGのほうを見る。だが、GはNに目を向けずに｛　｝の部分で同時発話する。GはまだDとの対話に関与し続けていたのだ。四行目でGの発話にDが文末唱和したことは、彼女たちのあいだで二者的なやりとりが進行中だったことの何よりの証拠である。この直後にNは先ほど盛り上げた砂の山を両手で丁寧に平べったくしたのである。

◉概念への反省　国語辞典によれば「弁解」とは「弁明」「言いわけ」のことであり、「言いわけ」の項をひくと、「自分の失敗・過失などについて、その理由を述べ、自分の正当さを主張すること」とある〔岩波国語辞典第四版：四二〕。だが、小さな砂の山を盛りあげたからといって、だれ一人迷惑するわけでもない。それゆえ、行動的弁解とは、それをする主体のふるまいの欠陥と必然的な因果関係をもつわけではない。何らかの失敗があると

N　そう言って、〔点火用に使う〕｛草をちょっと持って、突風の前に［その小屋に］来た。｝
G　｛こういうことを私たちは怖れるわ。｝
行って家を見るがいい。昨晩燃えた、人の家を ｛見ろ｝。
D　｛見ろ｝。

したら、それは相互行為に期待される流れそれ自体のなかに生起したのである。ゴフマン風に抽象化すれば、社交的な相互行為はおたがいのふるまいに対する円滑かつ協調的な応答の連鎖によって成り立つ。この連鎖に躓きが生じたとき、参与者のだれかがその躓きに自然に接続するようなふるまいを選択する。だが、ゴフマン的な思考の鍵になる「自然さ」(あるいは前述した「自然な外観」)の未規定性は、こうした定式化の大きな弱点である。

それでもなお、私がこの概念の発見学的な有効性を疑わないのは、それが無意識的な行動でありながら、フロイト的な「生活心理の錯誤」とは別ものであり、こうした人間のふるまいを正確に写しとることばは既製の哲学にはないと信じるからである。この種のふるまいに内包的な定義を与えることは不可能だとしても、その必要条件を想定することはできる。人は一人でいるときにはけっしてこんなことはしない。行動的弁解にたずさわる人は、他者に向けて(あるいは他者と共在している状況に向けて)それをしているのだ。そのような主体は「見られている私」という実存の特有な様相に転移しているのである。

3　サルトルの対他存在論

◉対他存在論の祖述　バリケード封鎖された大学に入学した直後から私はサルトルを耽読した。現象学を初めて手ほどきしてくれたこの哲学者への敬愛の念は今でもかすかに残っている。デカルトのコギト(思惟する我)にも似た人間の意識を彼は対自存在(以下、対自と略す)と名づけた。対自の本質は無を分泌することであり、つねに「自らがあるものであらず、あらぬものである」ことへと自己を超え出てゆくこと(脱自)である。この特性を反転させた存在がモノそれ自体、すなわち即自存在(以下、即自と略す)である[サルトル 一九五六]。対自/即自の二元論はデカルトの心身二元論の焼き直しだという評価は今では一般的である。だが、サルトルの最大の功績は対他存在(以下、対他と略す)という奇怪な概念を導入したところにあった。行動的弁解とはまさに対他に特有なふるまいではなかろうか。

サルトルの考える対他とは何であるか[とくに断らないかぎり該当ページは『存在と無』第二分冊を参照している[サルトル 一九五八]。私自身の注釈や作例もキッコウ内に入れる]。カント、フッサール[この書での表記はフッセル]、ヘーゲル、ハイデガーが、「独我論の暗礁」を乗り超えることにことごとく失敗した理由は、私と他者との関係を認識の問題として捉えようとしたことにあった〔六〇〕。他者の問題を立てるためには、私の存在のうちに身を置かねばならない〔五九〕。物（即自）に取り巻かれた世界に内‐存在する私は対象と蓋然性のもとで関わっている。街路に立つ人の姿を私が対象としてながめるかぎり、それが蝋人形である蓋然性はゼロではない。だが、向こうから俯いて歩いてきた老婆がすれちがいざまに顔を上げ私を見つめたとたん、それは対象‐他者ではなく、まなざし‐他者として蓋然性を超えて存在する。まなざしとは一対の眼に行き着くわけではなく、距離の隔てなく私を襲う。他者によって見られているという関係は、対象‐他者からも、私の主観からも導きえない、一つの還元不可能な事実である〔八七〕。

他者は、出会いによってのみ、私にやってくる。他者は私をめざしているかぎりにおいて、私に対して現前的である。他者は、私の諸可能性を疎外し、交通不可能な別の世界へ向かって私の世界が流出する極である〔一一四‐五〕。このような他者の存在は議論の余地のない事実であり、私を核心において襲う。私は自分の「思いどおりにならないこと」〔「不如意」と訳されている〕を通して他者の事実を実感する〔一二八〕。私は、一つの存在次元〔これが対他〕をもつが、根本的な無によってそこから隔てられている。この無こそは、他者の自由である。「見られている」ことは、この自由に対して無防備な存在として、私を構成する。野卑なしぐさ〔たとえば鼻クソをほじる〕をしている最中に、彼女が私を見ていることに気づく。その瞬間、私は、彼女に対して現れている私自身について恥じる〔一二〕。

私たちはだれでも自分が非難されるような態度、あるいは滑稽な態度をとっている現場を押さえられた経験をもつ。そのような場合、ある突然変異を経験するが、それはけっして新しい認識の侵入によってひきおこされるのではない。それは一つの固体化であり、私自身に突然胚胎する一つの成層である〔一一二〕。私は他者の前で、「他者であらぬこと」へ向かって投企するが、その動機づけは感情的な秩序に属する。恐怖、羞恥、怒り、自負などの感情は、私が対他であることを抜きにしては経験されるはずがない〔一五六〕。私のたえざる関心は、他者をその対象性のうちに抑えつけておくことである。対象‐他者への私の関係は、彼を対象のままにしておくための種々の策略から成り立つ〔一七六〕。

●対他存在論への疑念

右のように祖述すると、端的な疑問が湧きあがる。いったい対他とはどこにあるのか？　対自と対他の関係はいかなるものか。サルトル自身が奇妙なまでにこのもっとも肝心な点に関して曖昧であることに気づく。身体への私〔菅原〕の関心からすれば、もっともわかりやすい分析の径路は「他者にまなざされる」という経験それ自体を掘り下げることである。だが、まなざしとは面前の他者から発する視線だけを意味するわけではない。ドイツ兵が立て籠もっているかもしれない、丘の上に見える一軒の白い農家も避けるべきまなざしである［八九］。私の知覚野には蓋然的な現前として対象－他者が現れる。だが、この他者がある種の態度をとると、私は羞恥や不安を通して、自分自身を「まなざしを向けられている存在」として決定する。私の世界に出現したある対象が「私は現にいま他者の意識にとって、蓋然的な対象である」ことを指示するような現象の総体をまなざしと名づけるのである。「見られている」という経験のなまなましさは不特定のひと（ドイツ語のMan）の潜在的な現前（諸主観の準－全体性）へと雲散霧消してしまう［一四二－三］。

もっともわかりやすい解釈は、まなざされる瞬間、対自の位相から対他の位相へ転移すると考えることである。「私は、突然、私の存在において襲われる。本質的な変様が私の構造のうちにあらわれる」［九四］。実際、サルトルは「対他存在は、対自の存在論的構造の一つではない」と言いきるし［一四三］、さらに、対他は、存在への私の意識（対自）の出現と同様に、一つの絶対的な出来事であるとさえ断言する。

だが逆に、サルトルは各所で対自と対他の相互排除性に矛盾するような書き方をしている。たとえば、鍵穴から覗き見をする私はだれかに見られたと感じ廊下の暗がりをふり返るが、だれもいない。だが「私は依然として深く私の「対他存在」を感じつづける」［一二二］。さらには、対他は「私の人間存在の一つの恒常的な事実であり、私が私自身について形づくるどんなにささやかな思想のうちにも、私は、対他存在を、その事実的必然性とともに、とらえる」［一三八］とさえ言われる。最後に、サルトルはなぜか形而上学にリップサービスしながら対他を論じなおすが、そこでは、対他とは対自の脱自作用の三番目の段階であるという意想外の議論が展開される。第一の脱自とは、対自がつねにそれであるところの無化作用、第二の脱自とは、反省という特有の意識作用において、反省するもの－反省されるもののあいだで展開する弁証法的な脱自である。反省的な脱自は、より徹底的な脱自、すなわち対他の途上に見いだされるという。では、結局のところ、対他とは対自の一部ではないのか。だが、右［一四三］では、この命題ははっきり否定されていたはずである。別の箇所では、次のようにも論じられる。この存在（対他）は、けっして即自ではなく、さりとて対自でもない。「対立した根源から発しまったく逆方向に向かう二つの否定のあいだにおいて引き裂かれたこの存在」こそが対他存在である〔一五三〕。このパセティックな修辞は私たちを感動させるが、対他の存在論的身分はますます混迷をきわめる。

◉悲劇性への傾斜　青年時代の私はなぜサルトルが好きだったのか。それは彼の思考を彩る悲劇性ゆえであったと思う。私がもっとも好きだった一節は、第三分冊の「私の死」という小節のなかにある。「死ぬとは、もはや他人によってしか存在しないように運命づけられることであり」……「私の対他存在が、私の消失ののちに私から他者に遺棄される一つの外套のように、他者の手中に残るのは、私の存在の実在的な次元……としてであって、とりとめのない幽霊的な次元としてではない」〔サルトル 一九六〇：二五三–四〕。無残なまでの論理的な破綻である。なぜなら、対自／対他を相補分布する位相とみなそうが、後者を前者の脱自作用の三番目の審級とみなそうが、両者が生きられる身体としての一個の実存に統合されていることは明らかだからだ。だが、「……」のあとの引用の前に「もしわれわれが、本書の第三部で解説したような実在論と見かたを共にするならば」という条件が挿入されていることを若い頃の私は見落としていた。サルトルを実在論者と呼ぶことはできないので、右のテーゼは「現象学的存在論から逸脱すればこうも言える」という含みを帯びているのかもしれない。しかしその一方で、小説『自由への道』第二部『猶予』には、一人の死者に関する克明な描写が繰り返し登場するので、「外套」云々は案外サルトルの正直な思いだったのかもしれない。むしろ、この論理上の「自滅」こそが私たちの心をうつ。この表白は、死と向かい合う無神論者の矛盾に満ちた「祈り」のような色合いを帯びている。

「私の死」こそ、他者による私の対象化の極北である。サルトルの対他存在論の悲劇性は、まなざしを向けあう私と他者とを、たがいの自由を制覇し、相手を対象へと「転落」させ、疎外〔「他有化」と訳される〕せしめんとする絶えざる相克として捉えるところに集約されている〔一二五〕。対他において、私は、私自身の可能性とは異なる他者のがわの可能性の用具となり、私自身のあずかり知らぬ諸目的のための手段と化す。そのかぎりにおいて私は危険にひんしている。「しかも、かかる危険は、私の「対他存在」……の一つの付帯的性質ではなく、それの恒常的な構造である」〔一一二〕。さらに、身体と性愛の分析では、他者のまなざしは、私の自由を石化させるメドゥーサのそれにさえなぞらえられる。

対他とはそのような相克に還元できるのだろうか。なぜサルトルはまなざしという現象の根幹に相互の見つめあいがあるという身近な経験を捉えそこなったのだろう。他者が愛情のこもったまなざしで私の眼をのぞきこんでいる。自分もそうしているとはっきりわかっている。そのとき、われわれの対他はおたがいの面前で輝いている。この例解に潜む恋愛神話に反撥する人でさえ、幼児期の安らぎを知っているはずだ。自分は一人で遊んでいたつもりなのに、ふと気づくとお母さん（それに類した養育者）が暖かいまなざしを自分にそそいでいる。対自が世界への根本的信頼を保持しえるのは、そのような対他が身体の奥深くを流れているからではなかろうか。サルトル（的な）哲学のグロテスクは、主体が世界に投げだされた初発から犀利なコギトであったかのように語りだすところにある。メルロ＝ポンティは、そのグロテスクを憎んでいたからこそ、発達心理学に並々ならぬ関心をよせたのだし、自らの道ひらきをときとして「反－哲学」とさえ呼んだのである。

4　鏡なき社会から

◉私の顔＝他者が私を遇する仕方

鷲田清一はその精緻かつ包括的な「顔」論のなかで、私の顔それ自体を私自身はけっして見ることができないことを繰り返し強調している［鷲田 一九九五］。だが、他者の目に映るかぎりでの私を、対他－私は擬似的に「見る」。チビでやぶにらみの私の姿を、数えきれないほど鏡のなかに見てきたからだ。あるサルトルの評伝によれば、彼は、醜い自分が身体として他者に愛されることはない、と子どもの頃から知っていた。だからこそ、世界的な名声を得てからは、美男美女を取り巻きとして侍らせることを好んだ［朝西 一九九八］。だが、鏡像を自己のモデルとすることは、人類にとって普遍的な条件ではない。もちろん、金属であれガラスであれ、滑らかで硬い表面を造る技術をもった「文明」のすべてが鏡を発明したであろう。だが、カラハリ砂漠の狩猟採集民は鏡をもたなかった。

このことを考え始めたきっかけを鮮やかに憶えている。一九八二年八月から七ヶ月間続いた最初の調査が始まって間もなく、私は二十歳ぐらいの若妻ギウカの美貌に魅せられた。調査の終了が近づき、衣服や余った物資を身近な人びとにおさがりしたとき、ギウカが喜ぶだろうと勝手に決めこんで、手鏡を彼女に差し出した。怪訝そうな表情をまのあたりにして、自分が失策を演じたことに気づいた。この社会には鏡に自分の美貌を映して悦に入るという習慣がもともとないのだ。「滑らかな表面」を磨きあげる技術がない社会でも、透きとおった静かな水の面《おもて》さえあれば、人はナルシス（後述）のように自己の鏡像を見ることができるだろう。だが、年降雨量が多い年でも五〇〇ミリぐらいしかない中央カラハリでは、表面水が存在するのは雨季のごくわずかな期間である。太古の湖底跡であるパン（英語）と呼ばれる丸く平たい草原に岩盤の窪みが露出した地形がある。そこに小さな池ができるが、水は黒く濁り、しょっちゅう強風が吹き荒れているので、水面にはさざ波が立っていることが多い。グイは腹ばいになって水面に口をつけて水を飲むことがあるが、彼（女）が水面に映る自分の姿に魅せられる可能性は限りなく低いだろう。

グイが人間の顔の美醜に無関心だというわけではない。目の前にすっくと立ったギウカを見あげて調査助手が「アエ、なんてきれいなんだ！」と口走ったことがある。これとは逆の例。ある老人は人間がライオンに殺された凄惨な事件の顛末を私に詳しく語ってくれた。妻を三人もっていた男が第一夫人の容貌の醜さを嘲笑った。彼女は夫が溺愛していた若い第三夫人がライオンに襲われると呪詛した［菅原 二〇〇二b］。語り手の老人はこのときの夫の悪態がよほど気に入っているらしくて、八年後にライオンによる別の殺人事件を語ったときにも、導入部で同じ罵倒のことばを再現したので、調査助手も私も当惑した。

鏡のない社会では自分の顔がどんなふうなのかだれにもわからないのだから、「私は美しい」とか「醜い」という自己像はただ他者が私を遇するその仕方のなかにしか立ち現れない。グイの社会では多様な婚外性関係を繰り広げる人が男女を問わず珍しくないが、私の審美基準に頼っていえば、性的な積極性は容貌の美醜とはなんの関係もなさそうである。自己像が固定したイメージとして物象化されることのない社会では、それは対他の性的動機づけにとってさしたる有意性をもっていないと私は推測する。

◉頭がない私

私の相互行為研究の師である谷泰先生が貸してくださった『マインズ・アイ』という論文集に「頭がない私」という驚くべきエッセイがあった［ハーディング 一九九二］。「私」は山の頂上に立つ。見おろせば、自分の足が見える。視線を上にあげれば、脚が、腹が、胸が見える。だが、その上は……私の頭のあるべき場所には何もない！　このからっぽな空間を広大な山岳と青い空と白い雲が隙間なく満たしている。「頭がない私」の頭のあるはずの場所には、世界それ自体があるのだ。なぜ、こんなあたりまえのことをふだん忘れて生きているのだろう。それは、私の頭や顔が鏡像に似た姿としていつもこの身体のてっぺんに揺るぎなく実在しているという虚偽意識に私たちが囚われているからではなかろうか。

私の顔（頭と呼ぶと「頭の中」つまり脳を連想させるので、こう表現する）があるはずの「ここ」を満たすある全体を「環境」と呼んでみよう。そのように布陣を組みなおすことによって、あの朝、Nおばさんがしていたことを新しく見つめなおすことができる。彼女の顔を埋めつくしていた環境は、GとDを相互的な応答の相手とする会話であった。だが、彼女は昨夕の自分の小屋の中という虚環境にすっぽり身を置き、「今ここ」にはない焚き火を、砂を媒体《メディア》として実体化した。彼女は今ここに会話者として実在することから脱自したという意味で、無を分泌していたのである。相互行為という環境に復帰した彼女は、自分が虚環境に身を置いていたことの物的証拠をみずからの手でぬぐい去ったといえる。

5　鏡の呪縛から世界の肉へ——概念の展開

前節の到達点をさらに展開させてみよう。まず鏡という物（装置）の呪縛を改めて強調する必要がある。哲学を駆動する対自の力能の中枢は反省《リフレクション》である。反省する私は鏡のなかにいるもう一人の私と果てしない対話を続ける。だからこそ、サルトルは反省作用を「反射‐反射するもの」という独特な用語で表したのである。さらに、私自身が胸の前に大きな手鏡を持って鏡の前に立つなら、そこに無限の像の連なり——悪魔がやってくるとされる回廊——を見ることができる〔これは『密閉都市のトリニティ』の重要なアイデアであった〕。思考の反照性《リフレクシヴィティ》は合わせ鏡の経験を可視的なモデルにしているのである。交通論の躓きの石である「私がXを知っていることをあなたが知っていることを私が知っていることを……」という共有知識の無限背進（その亜型としての二重の偶有性）もまた、合わせ鏡のリアリティと無縁に生きていたならば、これほど人を魅惑しなかったろう。顕示的な交通の根底に「相互的な認知環境の変化」を据えたスペルベルとウィルソンの関連性理論は無限反射への拘泥をきっぱりと遮断した点において不朽の価値をもつ［Sperber & Wilson 1986］。

結局のところ、対自と対他とはどんな関係にあるのだろう。グイの婚外性関係の事例を論じなおすべきだが、紙数がないので私の日常経験に例解をとらざるをえない。われわれは円卓を囲んで会議をしている。私の正面にあなたがいる。べつの列席者の発言にあなたが不興の念をおぼえ口をゆがめたことに私は気づく。あとで二人きりになったとき、「おまえもすぐ感情が顔に出るやつだ」とからかう。その瞬間、あなたは自らの対他に事後的に直面する。同時に、さっきの会議という虚環境に身を置き、そのときの自分の感情を生きなおす。相互行為の時間的動態において、対自と対他は統合されるのである。だが、その基層が、私の対他／あなたの対他、つまりわれわれの共同存在であることは明らかだ。

どんな社会生活も、その根底に、複数の実存の相互行為への同時的な参入、すなわち共在がある。鏡像をモデルとする固定した自己像から解放されたそれぞれの「顔」は、相互行為という環境にそのつど全面的に充たされる。母に見まもられる幼児とはそのような「顔」の原初形態である。だが、一方で、共在のさなかにあっても、実存は自在に虚環境へとさすらいだす潜勢力をおびている。幼児でさえ、母のかたわらで「ごっこ遊び」にふけるであろう。すなわち、対他こそが実存の基底であり、対自はつねにこの基底によって養われながら、そこから身をひきはがそうとするある種の運動積力《モメント》なのである。その運動を上昇あるいは下降として経験させる動機づけこそ感情である。

残された問題。サルトルの出発点はまなざしを向けられた瞬間に対他が私を襲うということであった。本章の結論は、まなざされることによって、対他という基底が照らされるということである。いずれにしろ、まなざしが決定的な契機であることに変わりはない。だが、ドイツ兵がひそんでいるかもしれない丘の上のあの白い農家はどうなったのか。私の「顔」を充たす環境のなかに、無数の潜在的なまなざしがひそんでいるのではないか。ここで、私たちは、メルロ＝ポンティの間身体性に還ってくる。

とはいえ、該当箇所を長々と引用する余裕はもはやない。一つだけ鍵になる文を抜きだすにとどめる。「私は自分が物によって見つめられていると感じ、私の能動性は受動性と同一だということになる」［メルロ＝ポンティ 一九八九：一九三］。これこそナルシシスムの深い意味だと彼は付けくわえる。もはや水の面に映る私の姿が問題なのではない。私の見つめる物が逆に私を見つめ返してくること、その物のまなざしに深く魅惑されているという経験こそが比類のない重要性をおびて迫ってくるのである。ドイツ兵がいるかもしれない蓋然性はどうでもよい。私自身の記憶に遡行してこのことを了解しなおしたい。

一九七二年十一月、もうすぐ大学生活が終わろうとするとき、私は失恋し、自分をいじめるような気分で深夜の散歩に出た。ゆるやかな坂道を登って左に曲がると曼珠院へ至る長い道になる。知りつくした道だったが、その夜にかぎって、坂の上に黒ぐろと聳える針葉樹を見あげたとき戦慄が背すじを走りおりた。ゴッホの糸杉——そうくっきり思った（「星月夜」の名で知られている）。右のメルロ＝ポンティの引用箇所を読んだときに、この記憶が鮮やかに甦った。私がその樹に魅惑された瞬間、遠い昔にピストル自殺したオランダ人のまなざしが私を充たした。と同時に、私はその樹に見つめられていた。だが、そのとき気づかなかったことがある。たまたまその樹は、環境という「地」に特異な単独者の相貌（あの「糸杉」）をおびた「図」となって浮かびあがったのだが、その樹の周囲の別の樹木たちや、私が別の日にはつくづく眺めていた左側の石材店から切り離されて存在していたわけではない。この「図」は、背後の「地」を充たす無数の存在者たちに取り巻かれ、「かれら」どうしもひそやかに見つめあっていたのではなかろうか。メルロ＝ポンティは《肉》としての世界をそのような相において捉えようとしていた。

　こうして、わたしもまたあなたの両眼から発するまなざしを「諸主観の準‐全体性」へと拡散する錯誤を犯しているのだろうか。そうではなかろう。かくも鮮烈な形で（その瞬間のことを四〇年以上憶えていたのだから）世界を感知したことの動機づけこそは「失恋」であった。それは私が対他でなければありえない経験であった。対他であることによってこそ、私たちは世界の《肉》（それはおそらく間身体性と同義である）と相まみえるのである。

【参照文献】

朝西　柾　一九九八『サルトル 知の帝王の誕生―「世界という魔界」と「全知への野望」』新評論。
サルトル・J＝P（松浪信三郎［訳］）一九五六／一九五八／一九六〇『存在と無―現象学的存在論の試み　Ⅰ／Ⅱ／Ⅲ』人文書院。
菅原和孝　一九九三『身体の人類学―カラハリ狩猟採集民グウィの日常行動』河出書房新社。
菅原和孝　一九九七「会話における連関性の分岐―民族誌と相互行為理論のはざまで」谷　泰［編］『コミュニケーションの自然誌』新曜社、二一三‐二四六頁。
菅原和孝　一九九八『会話の人類学―ブッシュマンの生活世界Ⅱ』京都大学学術出版会。
菅原和孝　二〇〇二a『感情の猿＝人』弘文堂。
菅原和孝　二〇〇二b「身体化された思考―グイ・ブッシュマンにおける出来事の説明と理解」田辺繁治・松田素二［編］『日常的実践のエスノグラフィー』世界思想社、六一‐八六頁。
田中二郎　一九九〇／一九七一『ブッシュマン―生態人類学的研究』（第三版）思索社［初版一九七一］。
田中二郎　一九九四『最後の狩猟採集民―歴史の流れとブッシュマン』どうぶつ社。
ドゥルーズ・G、ガタリ・F（財津　理［訳］）一九九七『哲学とは何か』河出書房新社。
鳥羽　森　二〇一〇『密閉都市のトリニティ』講談社。
ハーディング・D（坂本百大［訳］）一九九二「頭がない私」D・R・ホフスタッター、D・C・デネット［編］『マイ

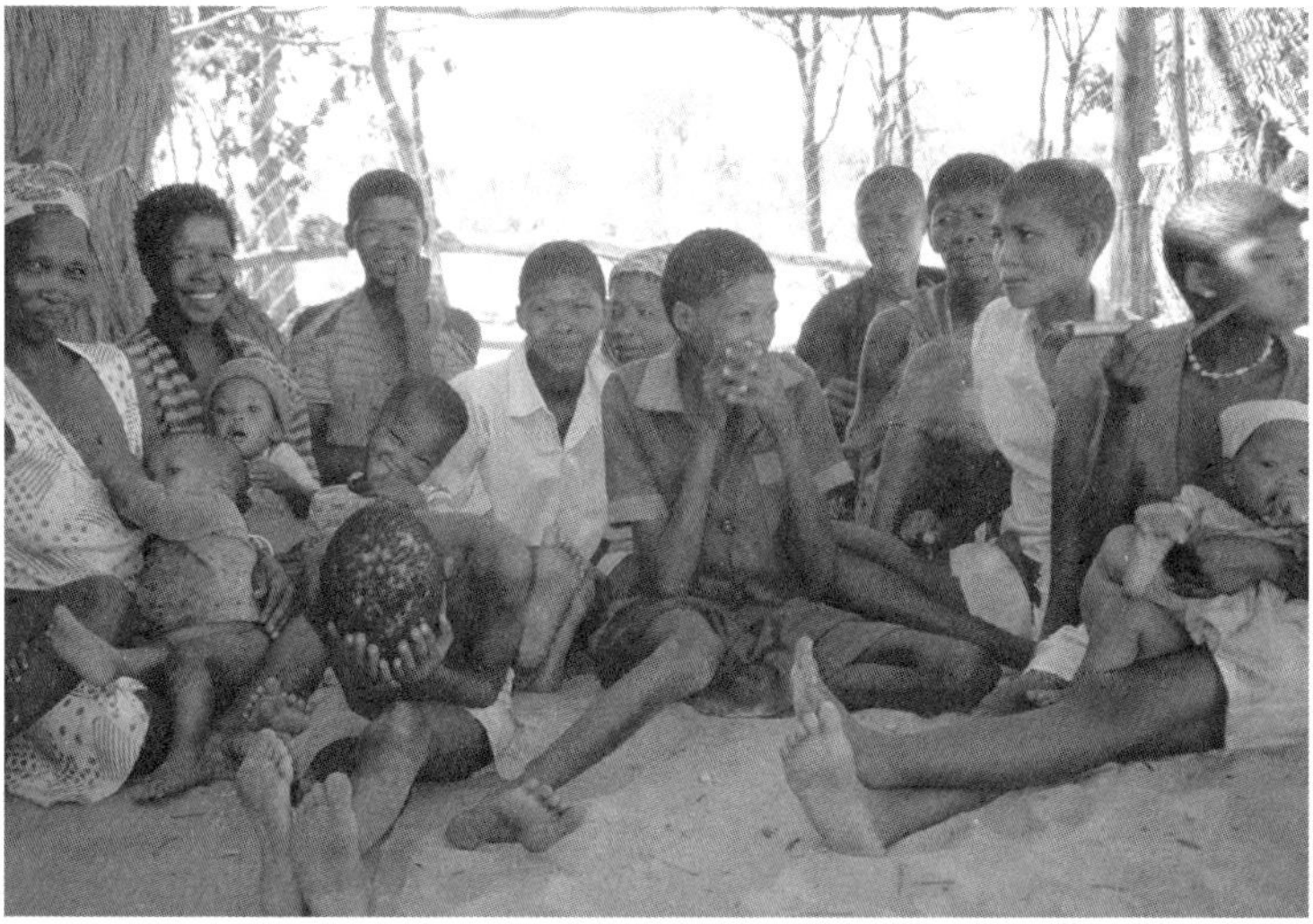

ンズ・アイ―コンピューター時代の「心」と「私」』ＴＢＳブリタニカ。
丸山淳子　二〇一〇『変化を生きぬくブッシュマン―開発政策と先住民運動のはざまで』世界思想社。
メルロ＝ポンティ・Ｍ（滝浦静雄・木田　元［訳］）一九八九『見えるものと見えないもの』みすず書房。
鷲田清一　一九九五『見られることの権利〈顔〉論』メタローグ。
Sperber, D. & Wilson, D. 1986 *Relevance: Communication and Cognition*. Oxford: Basil Blackwell.

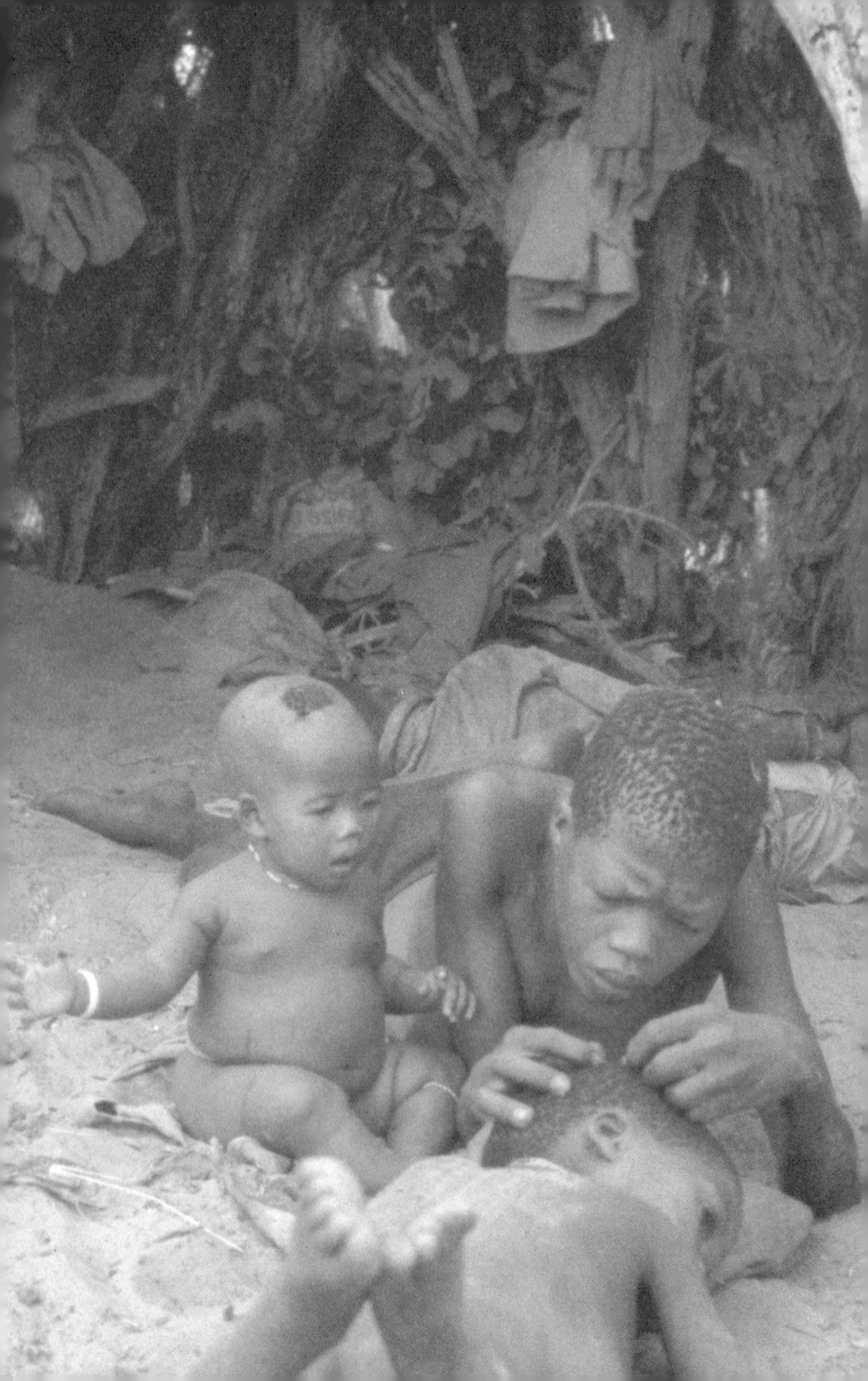

めくるめく感情生活の日々とフィールドワーク

田村うらら

「他者とともに仲間として暮らす」という、フィールドワークの経験について振りかえるとき、トルコをフィールドにしてきた私の頭にまず思い浮かぶのは、彼らとのめくるめく感情生活の端々である。私にとってそれらは、「菅原流」にいうなら「みずからの身体を、長い時間をかけて変容させること」、すなわちフィールドワークの経験そのものと分かちがたく結びついているように思えてならない。そしてそれは、一見あまり関係のなさそうな自分の研究にも、通奏低音として常に横たわってきた。そのことについて、このコラムで書いてみたい。

「日本にいる時よりいきいきして楽しそうね」。こんな感想を、調査のためトルコに長期滞在中の私を訪ねてくれた、幾人かの友人や家族から聞いたものだ。もちろん、久々の友や家族との再会への興奮もあっただろうが、どうも私のトルコの人びととのやりとりが、そういう感想を抱かせたらしい。もっとも懇意にしているトゥーバの家を両親と訪ねた時は、彼女と冗談を飛ばして笑いあい、じゃれて抱きあい、「私の心！私のキョウダイ！」などと呼びあって頬を重ねるキスを交わしたりする我が娘の姿に、私の母は相当驚いたようである。「あなたがここまで友達と楽しそうにしているのをはじめて見た」と言ったことを覚えている。確かにトゥーバは親友と呼ぶべき友である。しかし彼女との件に限らず、トルコで人びととやりとりする私が、ひどく「楽しそう」に見えたのには、別の理由があるだろう。

私は、二〇〇三年初頭からトルコで調査を行なってきた。長期のフィールドワーク中は、トルコ人の一般家庭に居候することが基本で、彼らに揉まれるように暮らすのがお決まりのスタイルであった。会話はトルコ語だが、最初の調査は見切り発車だったこともあり、渡航当初は最低限の意思疎通を図るのも困難な状態であった。文法こそ頭に入っていたものの、絶対的に語彙は不足していたし、人びとが何を言っているのかほとんど理解ができない状態で、彼らとの生活が始まった。

言語が不自由な状況におかれると人は自然と、今しゃべっている他者の声の調子や身振り、表情といった非言語的メッセージを普段以上に汲み取ろうとするものだ。幸いこちらのほうは、じつに理解がたやすかった。彼らの喜びや愉しみの表現は、日に幾度となく繰りかえされる。多少大仰で定型的な言語表現に加えて、大きく目を見開いて甲高い声を出し、両手を大きく開いて見せる、抱擁やキスを交わすなどの身体的な表出にあふれている。たとえ何を言っているかわからずとも、これを「喜び」といわずして何といおうか。身体接触を伴う溢れんばかりの喜びの現れは、私の中にも喜びの感情を喚起し、私の目にとても魅力的に映った。必死に言語を習得するなかで、こうした彼らの喜びの身体的表現の数々も、心惹かれていたからこそ、いつの間にか私の身に伝染していった。

ところで、こうした喜びの表現を余すところなく伝える人を、日本語では何というであろうか。「感激家（感激屋）」あたりが妥当かと思うが、それにはオーバーアクションをやや揶揄する意味合いが含まれてはいないだろうか。対してトルコではこのような対人態度は、おおいに好まれる。あの人は *cana yakın*（直訳：心に近い）だとか、*sıcak kanlı*（直訳：熱い血をもった）と形容され、賞賛されるのである。

こう書くと、私のトルコでの「感情生活」は笑顔と嬌声に彩られた喜劇風もののようであるが、そうではない。じつは、トルコに暮らしはじめて戸惑ったことのなかで、私がもっとも対処に手こずったのも、やはり彼らの感情の表出であった。彼らは怒り、悲しみ、嫉妬などの我々にとっての「負の感情」をもストレートに吐露する。もちろんこれとて、個人の性格によるところの大きいことはいうまでもない。しかし少なくとも日本で同じことをしたら「大人げない」と誹られるか、「面倒な奴」と相手にされなくなるかもしれないほどの、開けっぴろげな感情表現に出くわすことがままあった。やりとりのなかで、人目をはばからずに泣く、怒りを当事者・非当事者にぶつける、あからさまに妬く、などという場面に遭遇することも度々だった。こういう態度には、正直どう対応したら良いものか、困惑したものだ。「まったく、大の大人がそんなことにいちいち腹を立てるなんて」と内心呆れたり、逆に同情や義理から真面目につきあいすぎて疲弊したりもした。

私が調査地で経験した、このもっともクリティカルな例は、愛娘が駆落ちしたということへの両親や兄弟たちの憤懣と悲嘆である。事の経緯はこうであった。二〇〇五年九月、南東部ミラス地方で私が出入りしていたある家の一人娘Nが、一年に及ぶ婚約を経て婚約者と駆落ちをした。彼女は美人で気だてが良く、器用で働き者と評判の一家の自慢の娘であった。私はその「事件」数日後に、悲嘆にくれる父親にバス停で偶然会い、留守番の妻が心配だからしばらく泊まって一緒にいてやってくれと懇願された。

私が訪ねると、出迎えた妻は涙を流し嗚咽《おえつ》しながら事の顛末を語った。「あいつ（Nの婚約者）も私の娘も、うちの門に一生近づかせない。あの恥知らずめ！　私が死んでも墓に来ることも許さない」。信頼しきった娘に、そして娘を「奪った」婚約者にたいする怒りに文字どおり身を震わせて語る彼女の姿に、私はすっかり圧倒されてしまった。時に慰めの言葉を差し挟み、背中をさするのが精一杯であった。ひとしきり聞くと、どっと疲れた。この気の毒な母親と夜まで二人きりかと思ったとき、近所に住む彼女の絨毯《じゅうたん》織り仲間が二人、訪問してきた。事の顛末を熟知している彼女たちには、「なぜあの子は私にこんな仕打ちをしたのか」「なぜ、たった一人の娘に花嫁衣装を着せて送り出してやれなかったのか」などという怒りに満ちた嘆き節が繰り返された。他方、聞く方はほぼ聞くことに徹して彼女に思いの丈を吐き出させ、最後に「まぁ、そこまで言いなさんな」「これも運命、済んだことは仕方がないさ」「あんたが結婚を認めた婚約者のとこに行ったんだから、マシと思わなくちゃ」と案外ドライな慰めの言葉をかけて、お茶を飲んで帰った。彼女は茶器を片付けると、「さぁ、行こう」と私を連れて別の隣人を訪ね、また同じ嘆き節とその応答が繰り返された。さらに家族での夕食の後にも、別の隣人の訪問を受けて同じことがなされたのである。一人で家に籠り悲嘆にくれるさまを想像していた私は、あぁ彼女は大丈夫だ、と思った。怒りに身震いしようとも、入れ替わり立ち替わり話を聞いてくれる人が現れるのだから。その怒りを思いの丈ぶつけることを許してくれる相手がたくさんいるのだから。

この出来事があってから、目の前の誰かの怒りや悲しみの噴出にもかなり「免疫」ができた。よく観察してみると、当の本人たちは「その時」に怒ったり悲しんだりすればあとは案外けろりとしたものである。そう、これは癒しのプロセスなのだと思えば、私もずいぶん冷静に対処できるようになった。

そればかりか、じつは気がつかないうちに自分にも変化が起こっていたのであった。何の折か失念してしまったが、ある時私は自分にも「怒り」の感情がふつふつと涌き上がってくるのを感じ、同時に頭の片隅でおやと思った。「私は今、怒っている！」と。腹をたてても仕方がない、怒るのは人間関係上良くないと思って生活している日本では、怒りの感情に無意識にフタをして、その感情に自分で気がつくことさえなくなっていたのだろう。自分の中に「怒り」を発見して驚くという奇妙な経験をしてからは、トルコ流にそれを外に出してみたりもした。それで大丈夫なのだと確認できてからは、ふと肩の荷が下りるというか、なにかとても楽になったものである。家庭内や親しい人びととのあいだでの日々の私的なやりとりを、まさに参与しつつ観察できたことは、かけがえのない経験であった。

そんな「感情生活」を送りながら、私はフィールドワークを行なった。修士課程では定期市における売り手 - 買い手間のやりとりを対象に調査し、市場での対面交渉の観察をとおして顧客化の有無や条件を論じた。その末尾では、「嫉妬」の感情を肯定しその表出を抑制しないというトルコ社会の特徴が、市場での人間関係に市場外での友人関係を持ちこもうとしない傾向に結びついている可能性を指摘した［田村二〇〇九］。また、博士論文の着想に繋がった二つの謎、すなわち「悲しみに満ちた結婚式」と「絨毯の価値」のうちの前者の鍵は、まさに「感情の発露を許しあう社会関係」にあった［田村二〇一三］。彼らとの「感情生活」の経験からの思考の軌跡である。

最後に。トルコで定期市の顧客関係や絨毯製作と流通を扱ってきた私が、じつは菅原和孝の弟子なのだ、と聞くと、ほとんどの人類学者に意外だという反応をされる。地域もテーマも隔たっているではないか、と。だが自分の中では、対面相互交渉や感情への強い興味、そして自身の直接経験へのこだわりというところで、私は「菅原的人類学」と繋がっているのだ、繋がっていたい、という思いを抱きつづけている。とはいえ、緻密なトランスクリプションを伴う会話分析や、身体動作の微視的分析をするでもない、中途半端な不肖の弟子である。「破門」せずに面白がってくださる、懐の深い恩師に恵まれたことに感謝して、精進を続けたいと思う。

【参照文献】
田村うらら　二〇一三『トルコ絨毯が織りなす社会生活—グローバルに流通するモノをめぐる民族誌』世界思想社。
田村うらら　二〇〇九「トルコの定期市における売り手 - 買い手関係—顧客関係の固定化をめぐって」『文化人類学』七四（一）：四八 - 七二頁。

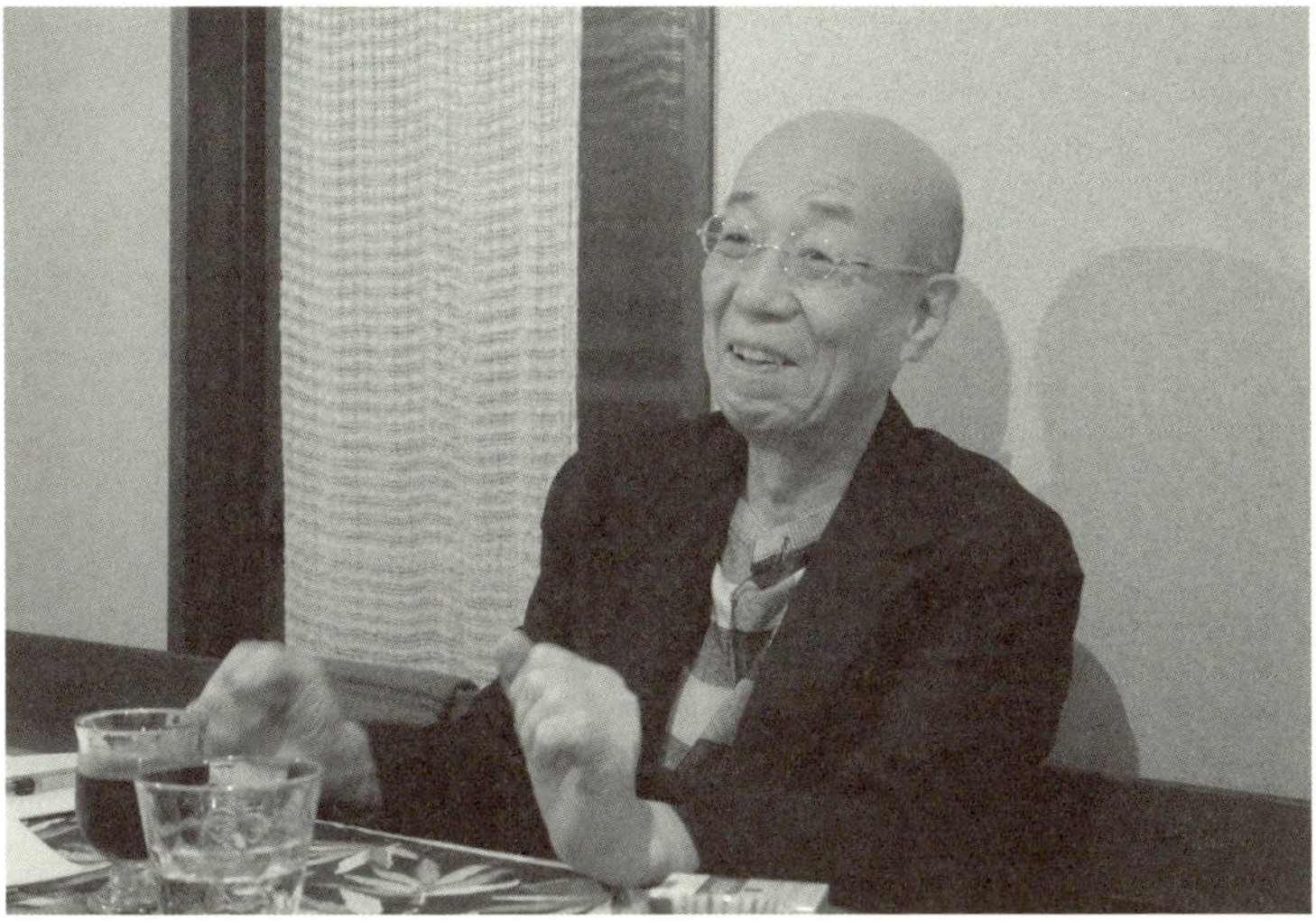

対談「フィールド哲学と臨床哲学」菅原和孝×鷲田清一

【聞き手：佐藤知久】

鷲田清一 *WASHIDA Kiyokazu*

哲学者。一九四九年、京都市生まれ。京都大学大学院文学研究科博士課程修了。大阪大学教授・大阪大学総長などを経て、大谷大学教授、せんだいメディアテーク館長。著書として、『現象学の視線—分散する理性』（講談社学術文庫）、『モードの迷宮』（ちくま学芸文庫）、『「聴く」ことの力—臨床哲学試論』（阪急コミュニケーションズ）、『「ぐずぐず」の理由』（角川学芸出版）など多数。近著に『哲学の使い方』（岩波新書）。二〇一五年より京都市立芸術大学学長に就任予定。

鷲田清一と菅原和孝という同い年の二人は、メルロ=ポンティの著作を読むという体験を共有しながら、哲学と人類学というそれぞれの領域で着実に仕事を積み重ねてきた。その二人が、前世紀から今世紀への変わり目に相次いで打ちだしたキーワードが、「臨床哲学」と「フィールド哲学」である。研究室を出て現場へ向かう臨床哲学と、フィールドワークから哲学的思索をつむぐフィールド哲学。互いの専門領域から相手の専門領域へ展開するような両者の思考が出会うとき、一体何が語られるのか。二人の生い立ちにはじまり、フィールドワークはいつ終わるのか?という問いで締めくくられる、スリリングな対話をお聞きいただきたい。

1　フィールド哲学と臨床哲学

佐藤　今日のテーマは、フィールド哲学と臨床哲学です。鷲田さんは一九九九年に書かれた『「聴くこと」の力』（TBSブリタニカ）のなかで「臨床哲学」ということを言われて、一方菅原さんは二〇〇二年に書かれた『感情の猿=人』（弘文堂）で「フィールド哲学」ということを言われました。どちらもある種、似ているようなところがあると思うんですね。鷲田さんの臨床哲学はフィールドに出ることとすごく近いと思うんですが、哲学する場所をずらすというか、研究室の外に単に出るというより、語ることより聴くことを通じて、何か考えることができるんじゃないかということだと思います。菅原さんのフィールド哲学というのは、それまで人類学者というのはある種フィールドに行けばいい、その先で暮らしている人たちの生活を記述しさえすればいいんだ、みたいなところがあったと思うんですけど、そうじゃない、という。それは臨床哲学でいう「聴くことの力」にすごく近いと思います。人類学者は現地の人たちの話を聞いてはいても、自分のこととしてそれを考え直そうということはあまりなくて、まあ彼らの話だというかたちで人々の生活を記述し、描いてきて分析してきたと思うんですけど、菅原さんはそれに抵抗して、自分が存在しているということも含めて人が存在することの機微を照らさなければ意味がないと宣言されたわけですよね。

　それ以前にも鷲田さんと菅原さんが交錯する点はありました。たとえば九六年に刊行がはじまった『身体と文化』[1]の編者としてともに名を連ねられたり、九七年に出た鷲田さんの『メルロ=ポンティ―可逆性』（「現代思想の冒険者たち18」／講談社、一九九七年）が菅原さんの話からはじまるようなこともあり――菅原さんはそれに挟まれていた月報に文章を書かれているんですよね。さらにその先にはぼくらがわからないですけどお付き合いがあったんだと思うし、もっと原点にさかのぼっていくとM・メルロ=ポンティ（一九〇八-六二）があるんですよね。メルロ=ポンティがあり、交錯する地点があって、臨床哲学とフィールド哲学と、それぞれが概念をつくって活動されていったという。似ているような、でも微妙にちがうというところもあるかもしれないですけど。そのあたりですね。

　まあお久しぶりということもあるので、九九年くらいからのおたがいのお仕事についてお話ししながら、メルロ=ポンティから臨床哲学、フィールド哲学という流れを、そのちがいみたいなものを引き立たせられれば。ただし「臨床哲学とは、フィールド哲学とは」を問うことはあまり意味がないような気がしていて、むしろちがうところから大きな可能性みたいなものが出てくるような、流れになればいいかなと。最終的にはお二人の思考の足跡みたいなものが全体的に見えるようになればいいですし、かつそれが臨床哲学とフィールド哲学というキーワードに凝縮されているかたちで何かこう、これからものを考えたり、現場に立ったり、フィールドに行く人たちを鼓舞できるようなものになればいいなと思っています。

菅原　久しぶりに鷲田さんと会ったら、無限に話したいことがあるんだけど（笑）。発端からいえば、野村雅一（国立民族学博物館名誉教授）さんが私たちを出会わせてくれたんですよね。

鷲田　そうそう。あそこですよ、最初は。丸太町の、鴨川渡ったとこの、シーフードかなんかの店——ちがったっけ？

菅原　飲み屋はぜんぜん覚えてない（笑）

2　サルトルとメルロ＝ポンティ

◉サルトルとメルロ＝ポンティとの出会い

菅原　私は、自分が齢を取ればとるほどうちのおやじのことをね、よく思い出します。うちのおやじはずっと高校の教師だったんだけど、知的スノビズムがすごく発達してて、読みもしないのに大量の本があるんですね。そのなかになぜか、J＝P・サルトル（一九〇五－八〇）の小説『嘔吐』（原著一九三八年）もあって……。

　そのいちばん最後に、カフェかどこかで流れたレコードでアメリカ人女性のジャズ・シンガーの歌を聞いて、自分の無意味な存在が切り裂かれるように感じる。（小説の語り手の）アントワーヌ・ロカンタンは、おれにも書くことができるのだろうかと自問し、そこに一縷《いちる》の光明を見出すという——その話に私は本当に憑《と》りつかれちゃったんですね。

　いま考えるとすごい『トニオ・クレーゲル』（トーマス・マン［著］、原著一九〇三年）的ロマンチシズムだと思うんですけど。その流れで、「とにかく大学に受かったらサルトルを読もう」とずうっと思い詰めていて（笑）。だから忘れもしない、はれて合格して入学手続きに来た、その帰りの混んでいた新幹線のなかで私は、通路にボストンバッグを置いて、その上に座り込んで、ほんとうにえびす顔で読みはじめたのが、『自由への道』（人文書院、

［1］「叢書　身体と文化」3巻本（大修館書店より出版）のこと。菅原は第二巻『コミュニケーションとしての身体』、鷲田は第三巻『表象としての身体』の共編者となっている。

一九五〇‐二年、全三巻）だったんです（笑）。

入学までにはその全三冊は読み切っちゃって、バリケード・ストライキで授業もないのを幸いに、『存在と無』（人文書院、一九五六‐六〇年、全三巻）を二か月くらいかけて読んで、並行して『カラマーゾフの兄弟』（フョードル・ドストエフスキー［著］、原著一八八〇年）を読んで……。いわば自分の身構えが、それでもうほとんど全部決まっちゃった感じがあります。けっきょくメルロ＝ポンティと出会ったのも、あの素敵なサルトルと、どうしてそんなに喧嘩して別れなきゃいけなかったのか、その不思議さっちゅうのがひとつおおきくあって……。

鷲田　さっきお話していてわかったんだけど、ぼくも菅原さんも出自はよく似ているんだよね。でも、ぼくのおやじはぜんぜん学問をしてないし、自慢じゃないけどうちにある本といったら、日蓮宗のお経と『家庭の医学』の二冊だけ（笑）。おやじはペンキ屋で、ぼくはひとりっこなんですけど、店を構えてたんで、ぼくのいとこや、朝ごはんやらを一緒に食べる職人さんなんかがみんな中卒やのにぼくだけが「えっ、大学まで行くの？」ってな感じで（笑）。なんか離れていくみたいな。だからぼくのなかに、逆に申し訳ないみたいな気持ちがあって、すごい良心の呵責《かしゃく》みたいなものをもちながら大学に行って……。そのときの条件も、「金がないから国立しかやらせられへんぞ」というのと、「浪人なんてありえないぞ」という――背水の陣です。だから目の前といったら京都大学しかないし、それで京大に行ってっていう、そういう感じ……。だから親とのすれちがいの様相《モード》は菅原さんと正反対ですね。

大学に入ってからの経験は、菅原さんとほんとうに一緒ですね。ぼくのいたＬ４（文学部４組）というのは、全学で最後までストライキしたクラスでしたし……。

菅原　「華のＳ１（理学部１組）、華のＬ４」みたいな[2]（笑）。

鷲田　そう。時計台の旗は、ブントや中核や社青同とかより上。全学で一番上に、Ｌ４の旗が（笑）。

菅原　すごいなあ。

鷲田　だからぼくも授業がなくって、バリケードのなかでずっと読書会ばかりしてた。ぼくはＡ・カミュ（一九一三‐六〇）が好きやったから仏文に行こうと思ってて、哲学なんかぜんぜん行く気なかった。でもあの当時は、べつに哲学に行こうとしないやつでも哲学の本読んでたじゃないですか。マルクス（一八〇八‐八三）とかヘーゲル（一七七〇‐一八三一）の読書会が自然発生的にできて、みんなでヘーゲルの『精神現象学』（一八〇七年刊行）とかカント（一七二四‐一八〇四）の『純粋理性批判』（一七八一年初版刊行）とかマルクスの『資本論』（一八六七

中村きよみ（なかむら　きよみ）

1936年、東京生まれ。国立北京中医薬大学日本校薬膳養生専科３年コース卒業。国立北京中医薬大学日本校・顧問、国立北京中医薬大学薬膳専科教授、日本中医食養学会副会長・理事長、『現代の食卓に生かす「食物性味表」』編集主幹、国際中医薬膳師(中国公認)などを務める。中村薬膳研究会会長・中村きよみ薬膳教室主宰。講演活動、企業や商社の商品開発、メニュー開発も手掛けている。
主な著書に『食医のすすめ』（サイバースリー）、『おいしい美容薬膳――からだの中かからきれいになる』（家の光協会）などがある。

薬膳上手は生き方上手
――35歳から始める生涯現役へのステップ

2015年６月10日　初版第一刷印刷
2015年６月20日　初版第一刷発行

著　者――――中村きよみ
発行者――――森下紀夫
発行所――――論創社
〒160-0022　東京都千代田区神田神保町2－23　北井ビル
tel.03（3264）5254　fax.03（3264）5232　web.http://www.ronso.co.jp/
振替口座　00160－1－155266
装丁――――宗利淳一
企画・構成――萩原恵美子
編集協力――加藤真理
組版――――永井佳乃
印刷・製本――中央精版印刷

ISBN978-4-8460-1442-1

年第一部刊行）とか、そんなのを読んでいるあいだに、ぎりぎり揉み込むような議論に惹かれていって。で、三年生くらいからメルロ＝ポンティを読みだして――。

だからそういう意味では、菅原さんとはお互いに遠く離れてて見ず知らずだったのに、意外と似た道を歩いてた。

菅原　私とメルロ＝ポンティとの出会いの功労者は、岡山大学にいる北村光二というやつなんです。理学部のクラスメートたちは、秩序への復帰のなかで、物理学志望のやつらはちゃっかり『ファインマン物理学』（岩波書店）とかの勉強会してるなって気がついたの。それで数学志望のやつらは、ガロア（一八一一－三二）とか、ブルバキ（フランスの数学者集団のペンネーム）とかよく言ってたな。

北村が、みんなそうやってちゃっかり秩序に復帰してるのに、おれたちはどうするんだ、おれたちもなんか読書会しなきゃいかんぜと言いだして、じゃあ何すんのと言ったら、（メルロ＝ポンティの）『行動の構造』（みすず書房、一九六四年）なんてどうかなって――それで、二人だけでこつこつと『行動の構造』の読書会をしたんですね。私たちはぼんやりと、動物学っぽいことをやろうと思ったので、「動物の行動というのをどういうふうに理解するのかということが書いてあるみたいだ」というのでやったら、それで完全に……。あの読書会以来、私の世界観は、そう大きく修正されていないんじゃないかな。本当に決定的な影響でした。

◉鏡なき社会の対他存在論

菅原　少し話が脱線するんですが、私がその後ずうっとメルロ＝ポンティ崇拝者として、「サルトルのばかめ」とかいう論調のなかにありながら、いまでもやっぱりサルトルは素敵だったんじゃないかと思うのは、彼が対他存在という奇怪な概念を打ち立てたことです。それがずっと気になっていました。

わがブッシュマンの人で、すばらしい女性がいまして、――私がはじめて会ったころは、まだ二〇歳ぐらいで、金持ちおやじの第三夫人かなんかで赤ちゃんが生まれたばかりのころだったんだけど――その人がとてもきれいだと思ったんで、ブッシュマンの最初のフィールドワークが終わるとき、たくさん生活物資が残ったから、彼女

［2］京大全共闘運動については西山伸 二〇一二「京都大学における大学紛争」『京都大学大学文書館研究紀要』一〇：一－一八という報告がある。

に何をあげようかと思って、私は嬉々として彼女に手鏡をあげたんですよね。

鷲田 ほう。

菅原 そしたら、「なにこのつまんないものは」みたいな顔をされた。その瞬間に「あ、しまった」と思ってね。「この人たちは、鏡に自分の顔をうつして、美人だったら悦に入るみたいな、そういう習慣をまったくもたない人たちなのだ、きっと。だから鏡なんて無用の長物を彼女にやったらがっかりされるのは当たり前だ」と思った——。でも、それがずうっと気がかりだったんだな。自分の顔のまがいものをいつも鏡で見るということがまったくないような社会において、対他存在ってなんなんだろうという、それを今度書いたんです（本書11章）。

だから慌てて「対他存在」が出てくる『存在と無』の第二分冊を読み返したりして。それで、自分の青春の端緒に、一番最後に帰ってこれた。そういう意味ではよかったなと……。

それが鷲田さんに出会う前からはじまっていた。私がフィールド哲学なんていう、だいそれたことを言った発端はやっぱりサルトルだったのかなあと……。

鷲田 きっかけはサルトルだけど、実際は鏡のない対他関係というと……むしろサルトルじゃなくてメルロ＝ポンティですよね（笑）。

菅原 そうそう（笑）。だからそれは『見えるものと見えないもの』（みすず書房、一九八九年）にある間身体性のまことに謎めいた提示の仕方に最後帰っていくという話なんです。

今回読み直して、若いころからなんで私があんなにサルトルが好きだったのかなあという謎も解けたような気がした。つまり、サルトルのものの考え方のある種の悲劇性みたいな。朝西柾《まさき》さんが『知の帝王の誕生』（新評論、一九九八年）というすごい仰々しいタイトルのうすい評伝を書いてらっしゃいますけど、そのなかにみもふたもない分析があって……。サルトルは子どもの頃から、自分はみにくいから、身体として人に愛されることはないとずうっと思い込んでいて、だからこそ世界的に有名になってから、まわりに取り巻きとして、美男美女をたくさんはべらしていた。その楽屋裏みたいな話にすごいなんか感じ入って……。ああそうか、サルトルの他者に対するあの悲劇的なものの考え方は、いつもしげしげと鏡で、やぶにらみでチビの自分というのをね、見すぎたんじゃないかなあ、みたいな（笑）。

◉サルトルとカミュ

鷲田 高校のとき、ぼくはサルトルも読んでたけど、さっきも言ったようにカミュが好きやったんやね。高校一年かそこらのときにサルトルが京都に来たんです。それで授業をさぼって聞きに行ったらね、京都会館でじっと見てるんやけど、ちっとも出てこないのね。時間になっても……。そしたら、後ろから出てくる。

菅原　へええ、かっちょいい。

鷲田　それでムカアッッときて（笑）

菅原　ムカアッと来て！？（笑）

鷲田　かっこつけやがって（笑）

菅原　かっこつけやがって！？（笑）

鷲田　ボーヴォワール（一九〇八－八六）連れてるでしょ。なんでこのチビのおっちゃんが、あんなきれいで頭いいひと連れてんねやと思って（笑）。もうそれに唖然としてね。ぼくはカミュ派やったから本の内容はもとからそんなに好きやなかったんですけど、それ見てからもう大嫌いになって（笑）。

菅原　サルトルとボーヴォワールの話で思い出したんですけど、文庫本の『革命か反抗か』（新潮社、一九六九年）という本のなかで、サルトルがカミュと決別する「A・カミュに答える」という文章があったんだけど、それがすごい辛辣で――カミュっちゅうのは小娘が、お風呂のお湯に足の先だけつけて、「熱いかしらん？」（一〇八頁）と言っているようなもんだって（笑）。

鷲田　そうそう（笑）。もう最初から歴史にはつかってるんだっていってね。

菅原　あれはカミュをののしる決定的な言葉だと私は感じちゃって……。

鷲田　アグレッシブなレトリックは、カミュよりはるかに上やったんやね。ぼくは昔から二番手が好きなんですよ。だから野球やったら阪神。まあ二番手にもなかなかならへんねやけど（笑）。飛行機やったらANA（全日空）しか乗らなかったんですよ。なんでも二番手が好きで。東大なんて行く気もしなかったし、志望もしなかった。そういうのがあるから、あの『革命か反抗か』での惨敗ぶりに……。

菅原　胸がキュンとなって（笑）。

鷲田　キュンとなって（笑）。サルトルのそういう振舞いを見てから何年かして、ぼくら大学生のとき、レヴィ＝ストロース（一九〇八－二〇〇九）が日本に来た。サルトルは京都会館でやるけど、レヴィ＝ストロースは九州の刑務所に行ったり、北陸かどこかの漁村に行ったりして、「おお、かっこいい」と思ってね。あれがほんとうの知識人だなと――。

◉なぜ、いま、サルトルか？

菅原　私はね、最初に読んだ哲学書が『存在と無』だったのがラッキーだったんです。あれは哲学書としては破格にわかりやすいというか、おもしろい。自己欺瞞（mauvaise foi）を分析するのに、こともあろうにカフェで男に手をさすられている女の話を書くなんて、哲学とはこんなに軽やかなものなのか、と……。

鷲田　対他存在のことは鍵穴からのぞいたりしてね（笑）。ぼくもやっぱりサルトルは、わかりやすいというイメージがある。メルロ＝ポンティよりはるかにわかりやすいなと思ったのは、強烈な二元論というか、自と他であるとか、主観と客観であるとか、現実的なものと想像的なもの、そういうまなざし、まさにまなざしの相克、見るか見られるかという対立項の相克みたいな緊張を書くし、それがうまい。

菅原　そうなんだよなあ。そのサルトルの極端に突き進むところが、荒々しい時代の学生たちをある種引きつけるところがあったなあというのは、その後ずうっと思ってきたことなんです。メルロ＝ポンティがサルトルをウルトラ・ボルシェビズムとののしったとか、とにかく自由だからなんでもやれるんだ、みたいなところとか。

鷲田　自由と幸福とかね。

菅原　だれかが、それはけっきょくテロリズム肯定の思想じゃないかと書いてたのがショックだった。私たちの時代のなかで、おおきな影響を及ぼしたのは、『自由への道』のなかで、マチウ・ドラリュという主人公がとつぜん婚約指輪を捨てちゃうシーンがあるんですよね。なんの理由もなく。その後反省して、しかし「衝動的な行為は自由ではない」と彼は独白する。そのことにけっこう私たちは影響を受けちゃって……。

鷲田　ぼくもサルトルは、好きじゃないけどすごく気になっていた。けっきょく、現象学を卒論でやることになったから、サルトルの哲学系のものもほとんど読むことになったけど、ついに好きになれなかった。メルロ＝ポンティからみたら、やはり、すごい虚構に見えるんです。

メルロ＝ポンティを読みだしてから、サルトルがとっても古風な哲学者、つまり近代の認識論の枠組みそのものにほんとうに忠実に乗っかっていて、ただそれを極限にまで引っ張り出しているという感じがして、けっきょく、「ああこれはちっとも新しくないんや」と思った。それで、すうっと、こう憑きが落ちていった。『実存主義とは何か』（人文書院、一九五五年）にしたって本質存在（essence）と事実存在（existence）とにしたって、やっぱり本質か事実かという二項対立ですよね。だから読むべきはメルロ＝ポンティや、という確信がもてたんです。

少しお話を戻すけど、菅原さんのある時点までの仕事、とくに『感情の猿＝人』って、日本でこれほどメルロ＝ポンティを愛してるひと、そしてその愛をだだ漏れで表現できるひとって、学者にいるかなあって思うぐらい、メルロ＝ポンティに入れ込んでらっしゃるじゃないですか。失恋しているときに読んだ、とかね（笑）
　そうやって、いつでも若いときのメルロ＝ポンティ体験に帰っていかれるところがあるのに、いまその正反対にある「無化」とか、「自由」とか……。

菅原　「脱自」とかね。

鷲田　それを自分の原点として、いま熱く語ってらっしゃることに、びっくりした。なぜこの退職にあたって、サルトル論で落とし前をつけようとされているんですか。

菅原　やっぱり悲劇性ということなのかなあ。やっぱりどんどん死が間近に迫ってくると、死のことを考えます。『存在と無』の第三分冊で「私の死」というセクションがあって、そこに若いころ憑りつかれたんですよね。他のこと全部忘れても、あの一節だけは覚えているという一節があって……。
「けっきょく自分は死んだらすべてが対他存在に覆いつくされる、完全に自分の命運は他者に握られる」と――。いわば生き残ったひとたちに握られる。それで、ここがすごく美しい比喩だと思ったんだけど、「私の死後に私の対他存在は、脱ぎ捨てられた外套のように、他者の手中に残るのだ」。その一節に私はほんとうにうっとりして――。
　でもそのときからうすうす、「それは矛盾やろう」と。「対自だの対他だのといったって、生きた身体のなかに統合されているはずだから、その生きた身体がほろんだ後に、対他だけが外套のように他者の手中に残るって、おかしいじゃん」と思い、今度また読み直したら恐ろしい但し書きがあった。「もしも実在論者の視点に立つならば」って……（笑）

鷲田　ああ。

菅原　私は若いころ、この注釈をすっとばして読んでたんです。

鷲田　でも注釈をすっとばして他人の手中にある外套になってしまうというのにうっとりしたのは、なんというかマゾヒズムではないですか。他者に所有される、あるいは他者の言いなりになって、自分の死が還元されるっていう。

菅原　マゾヒズムというより、むしろ「祈り」みたいな感じです。

鷲田　祈り？

菅原　たとえば以前エピグラフにも引用したけど、大江健三郎の『日常生活の冒険』（新潮社、一九六四年）のなかにね、「死者を死せりと思うなかれ 生者あらん限り死者は生きん」っていう詩――ゴッホが書いた詩なのかな

——が出てくるんだけど、それと同じことで、私が死んでも、他者たちの記憶のなかに私が生き続ける、だから私が知っている他者がすべて死に絶えてはじめて私は死ぬっていう、まあこれはわかりやすい死後のイメージだと思います。

でもサルトルは決してそういう他者の記憶にとどまる私なんてことを言ってるわけじゃない。「実在論者の立場に立てば」とか言いながら、サルトル自身がこのイメージを記憶表象としてではなく存在として捉えている。存続し続ける、いくら他者に好きなようにもてあそばれるにしても、それでも存在し続けるところに「祈り」を託していたのかなあと。もちろん、これは論理破綻だと思いますが、むしろ、論理的に破綻しているからこそ、私を感動させるところがあるんです。

3 メルロ＝ポンティを引用するとき

◉「おのれ自身の端緒の更新」

鷲田 しびれることばと言えば、ぼくがメルロ＝ポンティについて書くとき、いちばんよく引用するのが、「哲学はおのれ自身の端緒が更新されていく経験だ」（『知覚の現象学』序文、原著一九四五年）という部分——これがぼくにとっての哲学のイメージで、今風の言い方をすると、ぼくらには自分がそれと気づいていないままに従っている、あるいはそれにのっとっている人生の初期設定、あるいは社会を見るときの初期設定、フォーマットみたいなものがある。メルロ＝ポンティが言っているのは、哲学するというのは自分が当たり前だと思っていてとくに意識していなかった、自分がのっとっている初期設定や、フォーマットに気づかされること。その気づきこそ哲学なんだっていうのにしびれたんですね。

さっき言ったように、サルトルなんかは出口なしのまなざしの相克であり、対自対他の相克であり、ある種悲劇的ともいえる解決なしのところにいるんだけど、メルロ＝ポンティから見たらそれは古い近代の思考図式に見える。じゃあサルトルがのっとっているフォーマット、初期設定自体がなんだったかということで、議論を深めていったと思うんですよね。そこのところで、メルロ＝ポンティにぼくは心をわしづかみにされた。

ただサルトルもメルロ＝ポンティも共通しているのは、現象学にすごく関心をもったということです。現象学のいちばん基本的な視線って、世界があり社会があり、歴史も宇宙もあるけれども、世界が成り立つ場所って自分の経験しかないじゃないですか。世界が立ち現われるのは、ぼくが見たり、聞いたり、感じたりしているからである。そして他の人もそうだということを、ぼくはぼくの経験のなかでひらいている世界のなかで考えている。そういう意味では哲学というのは、自分をはずして語れない、探求できない。そこのところはサルトルもメルロ＝ポンティも共通していると思うんです。

哲学者ってびっくりするくらい、ヘーゲルでもカントでもハイデガー（一八八九-一九七六）でもフッサール（一八五九-一九三八）でも、「哲学ってなんやろう」という問いからはじめてる。「えっ、こんな哲学者がまだ哲学ってなにかわかってへんのか」（笑）って。哲学っていうのを何かわからんままに、みんなやってるというのがおもしろくて。やっぱり、ちゃんと体系があって方法論があってという——形があってからこれにまずのっとってやりましょうという——他の学問とは対照的なんです。

だから、自分を外さないで考えるということと、いつも初発の問いをしつこくこだわっていること。それが、ぼくが哲学にずっとこだわってこれた理由です。いわゆる大学でやっている哲学を軽蔑しながらも、自分が哲学から離れなかった理由はこれなんですね。

哲学者はしゃべる人、つまり自分の新しい理論やパラダイムを作る、理論を発明する人のように思われている。でも世の中のいろんなところに、表現はされないけれども、職人さんだったら職人さん、料理人だったら料理人、坊さんやったら坊さんでも、これだけは生きる上ではずせないという大事なものをつかんでいる。そしてそれを言語で表現することはできないかもしれないけれども、ものすごい厳しい評価軸をもっている。それをフィールドワークして、聞いて、言語化していくというのが哲学ちがうんか、ということで、ぼくは「聴く」哲学、臨床哲学をはじめたんです。それは四〇代になってからやけど。そのことと、若いときとのつながりがどこにあるのかと思ったら、いま言った「自分をはずさない」ことと、たえず最初の問いから逃れられない、「哲学するってどういうことや」っていうね、そこから来てるんかなと思います。

◉存在に空いた孔

菅原　一挙に話が核心に入って来た（笑）。私がもっともたくさんメルロ＝ポンティを引用するとしたら、まずはチンパンジーのことなんですね。もし人間的実存が、存在に空いた孔だとしたら、存在に空いた孔というのがいかにもサルトル的だと思うんだけど、チンパンジーの場合は、それはまだくぼみにすぎないという（『行動の構造』：一八九頁）。

鷲田　そうそう、くぼみなんですよね。

菅原　大学生のとき、そのチンパンジーに対する決めつけ方は不当だって、怒っちゃったの（笑）。『感情の猿＝人』は全編メルロ＝ポンティへのオマージュだけど、でも「くぼみと言い捨てるのはあんまりだ」みたいな感じが、実は背景にあったということがひとつ。もうひとつは「端緒に帰り続ける」ということ。大学生のとき、岩波文庫訳で、ですます調で『存在と時間』（桑木務訳、一九六〇）が訳されてましたよね。あれは全部読んでとても深い印象は受けたんですが、何年か前に必要に迫られて、『ものの人類学』（床呂郁哉・河合香吏〔編〕／京都大学学術出版会、二〇一一年）というのに連座しちゃって、そういえばハイデガーがものに関してくどくど書いてたよなあと思って……。

鷲田　『物への問い』（高山守訳／創文社、一九八九年）ですよね。

菅原　『存在と時間』は、ちくま文庫の細谷貞雄さんの訳（一九九四年）で読んだら、ほんとうにすばらしかった。まあ、後半の「覚悟性」が出てくるあたりからすごいあやしくなってると思うんですけど。とくに前半の日常への問い、そしてものの連関に埋め込まれている自分のありかた。

鷲田　道具連関のほうね。

菅原　そうそう。それにほんとに感服して、ハイデガーをきちんと読もうと思って全集買ったんだけど、なかなか読めなくて、文庫本で唯一読んだのが『形而上学入門』（川原栄峰訳／平凡社、一九九四年）。それで、やっぱり一番最初の文章に、うっとりしちゃって……。

鷲田　ライプニッツ（一六四六－一七一六）の話ですか？　根拠律。なぜあるものがあって、ないのではないのかという……。

4　アクター・ネットワーク・セオリー批判

◉「アクター・ネットワーク・セオリー」とは？

菅原　そうそう（笑）。「ここからいくか？」と思ってね。すごいなあと。だからまさに「端緒に帰る」という話は、まさに哲学の真骨頂だと思うんです。ところで、じつは私がいますごい悩んでいるというか憤っている話というのは、その次に鷲田さんがおっしゃった自分の経験から出発するというね……ラトゥール（一九四七－）の「アクター・ネットワーク・セオリー」とか読んでらっしゃいますか？

鷲田　いや、それは……。

菅原　何年か前にいま一橋大学にいる春日直樹さんが編者の『現実批判の人類学』（世界思想社、二〇一一年）という論文集が出た。これは「いま人類学において存在論的転回が起きつつある。静かな革命が始まっている」という話で……。論調としては「自分というものから出発すること自体がもう古くさいんだ」と。人間も動物もものも含めて、すべてのアクターに視点が内在している。だから記述の定点というものはもはやありえないのだ、という形で議論が進行しているんですよね。たとえば大阪大学の森田敦郎さんが『野生のエンジニアリング』(世界思想社、二〇一二年)というタイの工場労働者の民族誌を書いています。私はまだ読んでないんですが、私のお弟子さんの解説によると、森田氏は民族誌機械だと。民族誌というのはひとつのマシンであって、たまたま「私」は民族誌を書いているように見えるかもしれないけど、たんにマシンの一部品として、民族誌を書かされているだけである、そういう論調になっているそうです。

又聞きで言うのも危険だけど私にはどうも納得できない。春日氏の話に戻れば、いっさいの記述の定点を認めないって言っているあなたはいま、書いてるじゃねえかって……(笑)。民族誌家って言った時点で、その機械の外側に自分を置かないと民族誌機械自体は見えないと思うんですけどね。

鷲田　そうです、そうです。そんな客観的な機械《マシン》があるわけじゃなしに、自分を通じて駆動してると……。だからメルロ＝ポンティの結論もそのマシンの話に近いところに行くんですよね。というのは、まさに現出の場所、あらわれの場所としてのこの身体を絶対離しては語れない、そこからしか語れないって言いながらも、それを私のものという意識自体を、さらに更新して、間主観性、間身体性、肉というものに、わあっと降りて行く。そして、最後に、私は自分の手を触っているとき、触られている手が触っている手を触っているという、身体の可逆性ということを言う。それは自分と他者とのあいだでも、自分と自然とのあいだでもそうである。だから私は木を見ているときに、木に見られているというところまでやっていく。なので、話としては意外と似てくるんですよね。

菅原　まさにそうなんです。それがアクター・ネットワーク・セオリーのあなどりがたいところなんですが、ただどうしても納得がいかないのは、「パースペクティヴ」ということばがキーワードになっているんですね。奇妙なことに彼らはパースペクティヴってことばと、「ポイント・オブ・ヴュー」ということばをまったく同義語として使うんです。

鷲田　ああ。

菅原　私はそれがまず混乱じゃないかと思ってるんですが。私がいま書いている原稿をゼミで発表したときには、視界と訳したり、視界主義と訳したりしたんだけど、私が発見したのは、「あ、この元ネタはニーチェ(一八四四－一九〇〇)やん」って。

鷲田　そうそう。遠近法主義ですよね。

菅原　そうそう。『権力への意志』（原著一九〇一年）にとくにそのことが書いてあったので、ニーチェもポイント・オブ・ヴューとパースペクティヴをあまり区別していないんじゃないかなあ、みたいなことを言った。そしたら、私の同僚でパースペクティヴィズムを名乗っている人がいるんですが、彼女に言わせるとパースペクティヴとは視界という概念とはちがってて、『自明性の喪失』（みすず書房、一九七八年）を書いたブランケンブルクを読みなさいみたいに言われちゃって……。

いまの人類学でニュー・アニミズムというのもすごく流行りですが、それでもやはり見ている私を記述の準拠点として徹底的に守り抜かない限り、これからどう進んでいいのかわかんないというか、とつぜん「みんなアニミズムなんですよ」というのもね、神秘主義的で、やだなあっていうか。

佐藤　アクター・ネットワーク・セオリーにしても、共著『現象学的な心』（勁草書房、二〇一一年）が翻訳されたS・ギャラガーとか *The mind 'incarnate'* (MIT Press, 2004) を刊行しているL・A・シャピロなんかにしても、メルロ＝ポンティが言ったことを科学的なことばで描き直すみたいな話で、そこから抜け落ちているものがあるような気がするんですね。

鷲田　どこから見てもだれが見ても「ある」ものとして表象されているものには、ぼくらは抵抗がある。ぼくらは世界を見ながら、どこかに隙間はないか、穴がないかと思って、「あ、あった」と思うと、些細で小さなものなんだけど、それをぐわあっと開けて、のぞき見るという、なんか研究にそういうイメージはないですか？見晴しのいい場所から全体を見るというよりも、地べたを這って、みんなが見過ごしている当たり前のところに、ちょっと隙間が見えるとそれをこじあけて、その小さなきっかけから世界を全部見てやるくらいの……。定型的な観察の残り滓、たとえば狩人だったら動物の足跡や糞の散らばりぐあい、絵の真贋術ならもつれた髪とか布の襞といった目立たない部分の描き方、精神分析だったらちょっとした言い間違え、探偵だったら煙草の灰といったどうでもいいようなものに事の本質を見抜くセレンディピティ（serendipity）、いうところの微細な徴候に感応する知というのは、現象学的記述にとても近いように思います。

菅原　私はそういう大それたイメージはなかったですけど。

佐藤　菅原さんもよく自分語りばかりしていると批判されるんですけど、自分語りのように見えて、「自分の身体を舞台として起きていることに戻って納得できないと納得しないぞ」という感じですよね。わたくしを語るということとはちがって、わたくしという場で起きていることを語るというか。それは、ひとつのパースペクティヴだけに還元することができないような、此性《これせい》を語っているのではありませんか？

菅原　ドゥルーズとガタリの此性――エクセイテ――っていう話しに私、ぐっときちゃったんだけど。

鷲田　（笑）

◉パースペクティヴの原点

鷲田　少し話を補っておくと、ニーチェも確かにそうなんですけど、パースペクティヴって原点はライプニッツなんです。モナドロジー。単一の世界があるのではなくて、ぼくらはみんなそれぞれちがうモナドで、ひとつの町をいろんなほうから見ているとみんなパースペクティヴがちがいますでしょ。だからパースペクティヴはちがうんだけれど、じつはそれが対応しているっていう、それが世界っていうものなんだって……。だれもその世界そのものを見られない、みんなモナドの窓を通して見ているんだけど、モナドには窓なんかなくって他の人と経験を交換できない。みんな自分のパースペクティヴで世界を見ているだけなんだけれども、それが呼応するようにできているのが宇宙っていうものだという――哲学では「パースペクティヴ」はそこから来ているんです。メルロ＝ポンティもライプニッツのモナドロジーの比喩をよく引きますけどね。ニーチェの場合はもっと動的なもので、あるパースペクティヴが別のパースペクティヴを押しのける、そういう力の概念としてパースペクティヴを使っています。

菅原　じゃあいまアクター・ネットワーク・セオリーがすべてのものにパースペクティヴを認めようというのは、ライプニッツに還れば、案外説得力がある？

鷲田　ライプニッツの場合は、ある種の調和が事前に前提にされている。一種の神的調和みたいなものが。いっぽうわれわれは神なき時代の者で、二〇世紀に入ってヴィトゲンシュタイン（一八八九―一九五一）の独我論とかが出てくるのは、それぞれちがうパースペクティヴが、同じものの別のあらわれと言える根拠は何かと問うているわけです。じゃあ独我論しかないじゃないかって……。そういう袋小路を否定するために言語ゲーム論というのを出してくるわけです。でもフッサールでもそうですけど、認識論的にいったら袋小路に行ってしまう。

5　メルロ＝ポンティと科学

◉進化は内部から見えるか

菅原　ついでに鷲田さんに日頃の悩みを全部聞いちゃ

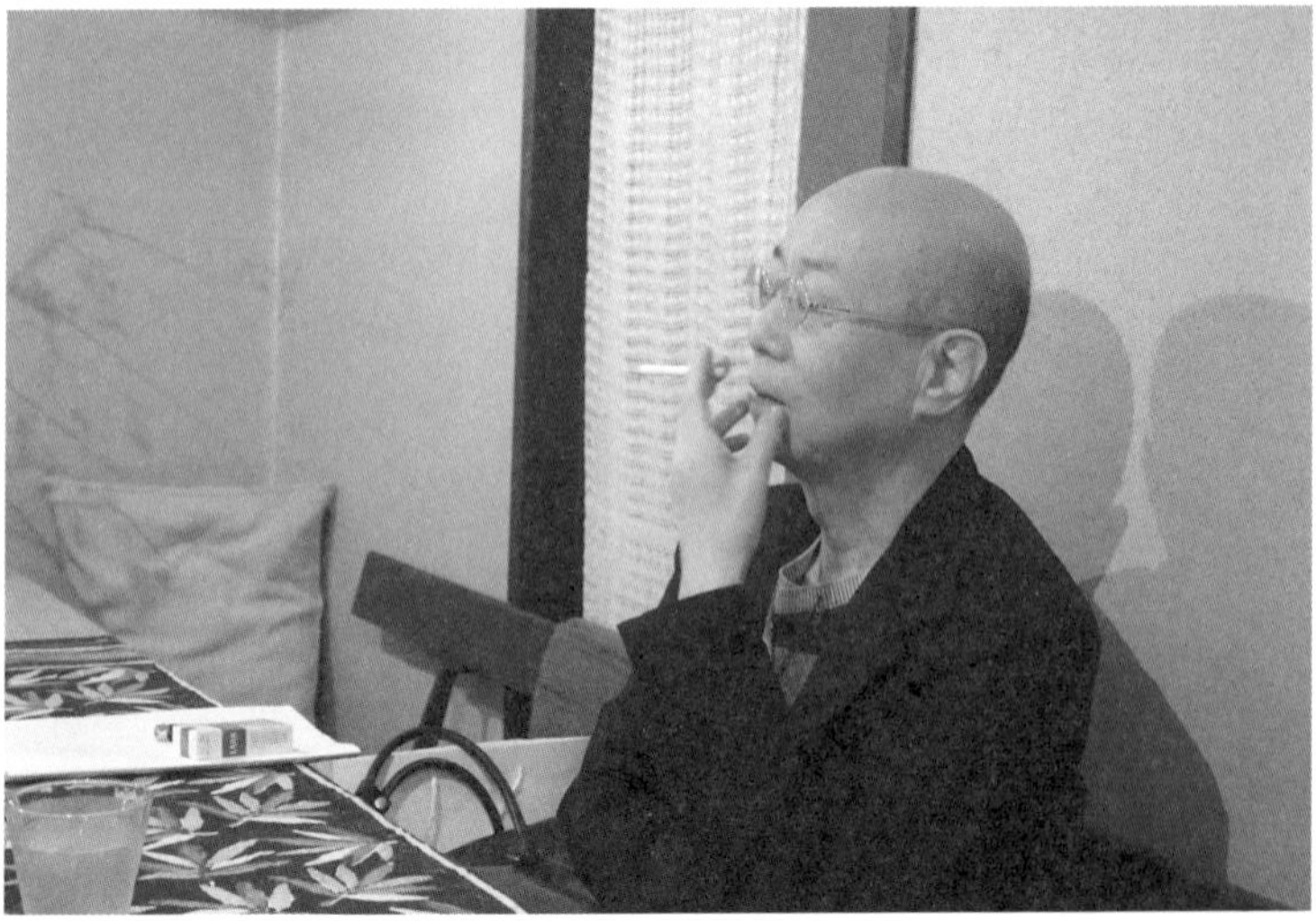

えと思うんですけど。私がいま本当にやりたいと思っていることは、人間と動物の境界についてです。これを書きたいと思うひとつの動機は、やっぱり私にとっての原点である今西錦司（一九〇二－九九／京都大学名誉教授）、伊谷純一郎（一九二六－二〇〇一／京都大学名誉教授）というような人たちで、その人たちはいったい、動物から人に進化したということに、どう世界の内側から出会い続けたのかということが私には謎で……。

私は『感情の猿＝人』のなかで、非常にずるい逃げを打ったんですね。進化とは徹底的に外的なプロセスだから、厳密に道ひらきの思考を続けたら世界の内側から進化に出会うなんてことはありえない、だけど進化をすごい気がかりな夢としていつも意識しつづけることは可能だ、みたいなそういう話で終わらせちゃったんです。でもそれがすごい心残りで――。ほんとうに現象学的実証主義の手法で進化という事実に出会うことは不可能なのか。私は霊長類学者としては裏切り者で、文化人類学に転向してから、進化という概念を完全にかっこ入れしたんですね。だから未作動の状態で、いつかスイッチを入れ直せるかもしれないけど、いまはスイッチを入れる必要はない、という感じでずっとやってきて、もう一度をそれをやり直してみようかと思ったときに、やっぱり行き当たるのが『見えるものと見えないもの』のいちばん

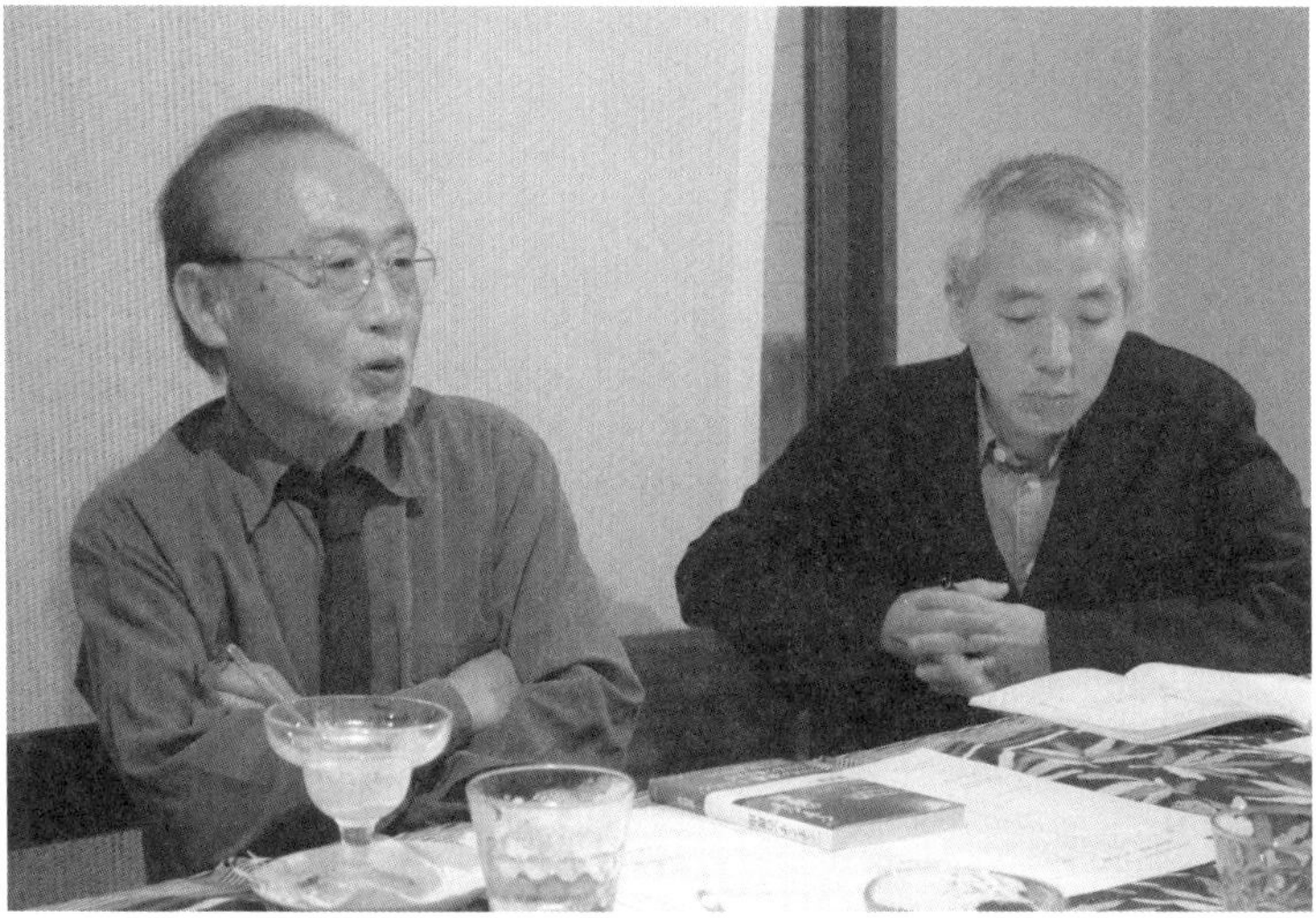

最後のほうにある、メルロ＝ポンティが急逝する半年ちょっとまえに書いた表題なしの草稿。ほんとうに謎めいた文章だと思うんだけど、まず「私は進化論的な見方に疑いをさしはさむ」（三九一頁）だったか、とにかく進化という見方を懐疑する。それはいいんですけど、そのあとに、あっちに行ってしまったんじゃないかっていうくらい、永遠の身体とか、見えるもののコスモロジーとか、永遠の炸裂とか、わけのわからないことばが並んでいて。メルロ＝ポンティは『知覚の現象学』を読むとダーウィン（一八〇九－八二）をきちんと読み込んでいる人なんだなとわかるのに、何故あれだけ進化という概念を警戒したのか。

佐藤　進化の概念と、菅原さんが言っている科学主義と……。

菅原　「自然主義」ね。自然主義に対するあの敵意ですね。ああいったものがずうっと棘が刺さっているみたいに気になっていて……。

佐藤　ある種、上空飛翔的な科学の知に対する批判が、菅原さんのことばで言う「道ひらきの思考」というか、広く言えば現象学的方法論と言ってもいいかもしれないですけど、それが科学的知みたいなものとどう関係を取り結べるのかっていう。

菅原　ああ、そうだね。もう少し具体的に言うと、『身体化の人類学』（世界思想社、二〇一三年）という論文集を作る過程で、認知科学っていうのは昔から気になってずっと読んでたんだけど、ちょっと集中してアメリカの心の哲学の、かなり身体化寄りのもんを読んだらすごいおもしろかったんですね。

鷲田　レイコフ（一九四一－）とかあっちのほうですか。

菅原　レイコフは認知言語学ですけど。いわゆるphilosophy of mind っていう。S・ギャラガーとL・シャピロを読みました。とくにギャラガーは神経科学の成果をぶちこんで、メルロ＝ポンティを現代に復興しようみたいな、ものすごいメルロ＝ポンティに対する共感に満ち溢れた人なんです。シャピロもそうだと思うんだけど――。しかし、ものすごく気になるのは、あれだけフッサールが口をすっぱく言っていた「自然主義はある種、敵である」と、自然主義的態度によって世界を見る目を曇らされてはぜったいにならないという、あの警告をアメリカのこの哲学者たちはまことに軽やかに脱ぎ捨てて、喜々として脳神経科学の知見を哲学の材料として使っている。

佐藤　ある種の実証のための証拠みたいな。むかしメルロ＝ポンティが言っていたことはいまの脳神経科学のことばでいえば、こういうことになる。こういう知見をある種予見していたということが、最近の科学で実証されていくみたいな。そういう図式ですよね。

菅原　そうだよね。ひいきの引き倒しみたいな。

佐藤　それは、もともとの魂《スピリッツ》を売り渡してるんじゃないかという感じがしますね。

菅原　そうそう。それが大いなる疑問で。だから具体的に伺うとしたら、まあいうたらいまの日本なんてね、私の大嫌いな『ためしてガッテン』から「脳科学者たち」まで、「これはすべて脳がこうさせているんですよ」とかね、バカかお前はみたいな。

鷲田　バカなんです（笑）。

菅原　（笑）。
あれは大森荘蔵さん（一九二一－九七）のことばかな、唯脳論じゃなくて「無脳論のすすめ」というのがありましたね（『時間と存在』／青土社、一九九四年）。私は現象学的には唯脳論よりは無脳論のほうがぜったい正しいと思うんですけど、そこらへんがどうしようもなく少数意見になっちゃった。フッサールが敵視するような意味での自然主義が、もういまは席巻していますよね。

鷲田　そこへメルロ＝ポンティが使われて、出てくる。

菅原　そうそうそう。それがムカつくでしょ。メルロ＝ポンティがその先駆者だった、みたいなね。

鷲田　オートポイエーシスの議論なんかでもメルロ＝ポンティを出してくるんですよね。

菅原　そのあたり、鷲田さんは臨床哲学にかじを切られてから、やっぱり「局在論か、全体論か」とか、「器質か、社会か」みたいな、心の病に関するすさまじいバトルは、まさしく「ナチュラリズムか、反ナチュラリズムか」の戦いみたいな――。そういう現場にずいぶん近づいてこられたと思うんですけど、いま鷲田さんのナチュラリズムに対する構えというのは、どんなものかというのをぜひお聞きしたいなと……。

鷲田　メルロ＝ポンティの「永遠の炸裂」であるとか、「永遠の身体」、そういうことばが出てくるのって、やっぱり晩年の存在論、巻きつき（enroulement）などの言葉とともに言われる内部存在論（endoontologie）っていう……。

菅原　はいはい。内部時間（endotemps）と内部空間（endoespace）。

鷲田　いわゆる上空飛翔的というのもあるし、場所を持たない視点、まるで無限遠点から見ているような視線とか、あるいは客観化ですよね。自分を外して、向こうにだれが見えていようが客観的な仕組みとしてあるような考え方をメルロ＝ポンティはずっと否定してきた。だからそういう仕組み自体を内側からやっぱり描き出していくその視点ってぜったいに譲れないと思うんですよ。だから進化の問題にしても、進化を生命の爆発みたいに、内側から記述していく、「内《うち》」というのは自分の内からということではなく生命の内ということですけどね。だから炸裂っていうような形で、突然の変異とかをね、対応させるけれど、突然変異と言わないで……。

菅原　あ、そうか。あれは突然変異のことなのか。

鷲田　わからないけど……。でもそういう言葉遣いをぜったい手放さないことはあると思う。

◉軸と反哲学

鷲田　ただ、そのときに内部／外部ということばにこだわったらいかんと思うんですよ。晩年の肉の思想以上にぼくにとって大事なのは、「次元」（dimension）とか「軸」（pivot）というの。要するにぼくらの主観的／客観的ではなくて、もののあらわれの構造自体が偶然的なものを含んでいるということ……。

だからたとえばパウル・クレー（一八七九－一九四〇）が絵を描くときでも、最初に黄色を塗る。これは偶然的行為なんです。赤でもいいし、緑でもいい。でも黄色を最初に置いてしまったら、それとの関係で次に横に置く色が変わってきて、ひとつの構造ができて、最初偶然に置いたはずの黄色が、以後の構造の展開のなかでは「軸」に――あるいはほかの構造が生成していく場面とか、次元になってしまうっていう――一種の超越論的なものになってしまう。その偶然的なものが超越論的である、いちばん基礎的なもの、基準になってしまうという思考法なんですよね。ほかにもいっぱい有り得たのに最初に偶然に置いた色、その偶然の要素が以後の基準、次元になってしまう。そういうことを言ってるんです。

それがおもしろいのはやっぱり、いまのことばでいう多文化主義とかね、つまり民族的多様性を考えると、ことばもみんなちがう。それから世界の感じ方、振る舞いの様式化もちがうけど、それは最初たまたま偶然、土地も歴史的背景もちがって、最初に置くものって偶然だったから……。で、みんなばらばらなんだけど、そこから構造化がはじまるときに、それぞれが最初に置いたものを基準としている。だからみんなちがうんだけれども、実はその中に、厳密にはそうではないが対応可能なものがある。出発点にある、最初の偶然的なものはちがうんだけれども、それぞれがそれぞれの仕方で組織化していく。言語なんてまさにその典型だと思うんですよね。最初何と何の音の分節を基準にしたかというところからはじまり、だから母音とか子音のかたち、全部ちがうけれども、それでも構造的な呼応っていうのがあるから、ぜんぜんちがう文化でも、理解可能であるということ。それは生命に内的なものなのか、それとも客観的な生命過程の問題なのか以前の話です。そういう二項対立以前の構造の生成というのをメルロ＝ポンティは見ていたと思って、そこはぼくがいちばんおもしろいと思うところです。だから「肉」以上に「次元」とか、「軸」とかなんです。

菅原　その軸（pivot）というのは、組織化を導くようなものをいうんですか？

鷲田　さっきの色でいうといちばんわかりやすいんですけど、黄色を置いたときには色のひとつしかないのに、以後その黄色がいろんなさまざまな色の基準になるということです。特定の色ではなくて。

菅原　ああ、それを次元と呼んでも軸と呼んでもいいということですね。

鷲田　そういうものの生成を民族や言語のなかに見ていく。レヴィ＝ストロースへの共感もそういうところにあるんだと思います。

菅原　『知覚の現象学I』ですけど、『身体化の人類学』を作っているときに、「性的存在としての身体」という章に出てくる失声症の少女の分析を読み直しました。それで、ああ昔からこの人は真実のことを言ってたんだなあと思ったのは、「人間においては一切が必然であり、人間においては一切が偶然である」っていうね。その言い方って、いま鷲田さんがおっしゃったこととすごい近いなと思って。そうするとナチュラリズムってのはどうなりますか。

鷲田　うーん、大森さんやったら原始偶然的なものが軸として働きだしたときのその構造生成の描き方、なんていうんでしょう？

菅原　重ね描き。

佐藤　『知の構築とその呪縛』（筑摩書房、一九九四年）では「密画的思考」と「略画的思考」だったか……。

鷲田　描き方のちがいはあるけれども、しかし客観的に自然主義的に描かれるものそのものがあるわけではない。そういう話になるんじゃないかなあ。

佐藤　立ち現われているわけですからね。その前に鷲田さんがおっしゃった、軸とか次元とかいう話というのは、さまざまな現象や事物のなかには、ある種の偶然性とか非決定性がすでに組み込まれていて、科学的思考がある種のマシン的なものとして描き出そうとしているもののなかに、生命の非決定な動きみたいなものが随所に入ってくるということでしょうか？

鷲田　そうそう。だから人間の心の構造を脳神経科学的な形で描こうとすると、必然的な構造生成としては描き切れない。だからさっきの菅原さんの進化についての問いに答えると、メルロ＝ポンティは最終的には自然の哲学者というか、生命の哲学者というか、偶然性をはらんだ生命の生成みたいなものにいちばん関心があったんじゃないかな。晩年の『見えるものと見えないもの』にもしょっちゅう出てくるのはハイデガーの話です。

メルロ＝ポンティが晩年に「反哲学」っていうんでしょ。ハイデガーが言ったように、プラトン以降のヨーロッパの哲学というのは普遍的なように思われているけれども、ものすごい歴史的なもので、「あるということ」と「作られてある」という製作されてある、ポイエーシス、それを同一視する思想がプラトンからずっとある。だからヨーロッパの哲学はヨーロッパの科学技術文明の根底にある。それは歴史的な概念でしかなくて、それでハイデガーは、ソクラテス以前のフォアゾクラティカー（Vorsokratiker）に帰っていくわけですよ。で、「ある」ということは「作られてある」ということではなくて「なる」ということであるという、生成という考えに還っていく。だから哲学ではもはやない存在論。メルロ＝ポンティはそれにものすごく共感を示して、反哲学というのは「ある＝制作されてある」というヨーロッパ哲学の根底の外にあるものに最後に関心をもつから、反哲学っていうんです。

6　ことばの表情、ことばの肌理《きめ》

◉言語中心主義をめぐって

佐藤　ちょっとここで少しだけ話の流れを作りたいと

思いますが。それまでの哲学がことばだけを相手にしているところがあり、一方で人類学者だったら、現地の人が言ったことを真に受けるみたいなところがあったと思うんですけど、メルロ＝ポンティを読まれたことによって、もうちょっと基底的なレヴェルでの身体性というか、言語が表情をおびた身ぶりであるというような、人と人が関係しているときにやるアクションの一部のなかにことばが含まれる、そういうところに気づかれていった。鷲田さんの臨床哲学も菅原さんの人類学もそこから飛躍していると思うんですよね。

菅原さんはメルロ＝ポンティを読まれたときに、ある種ことばがない世界に行くわけですよね。サルの世界に――。それでサルたちがやっていることのなかに、メルロ＝ポンティが言っていたことを読み込んでいく。ブッシュマンの世界にしても、最初はことばがわからないから、とにかく見ていたとおっしゃいました。ことばじゃないところで起きていることを感受するような場に自分を置くことで、菅原さんのフィールド哲学は鍛えられてきたと思うんですけど。鷲田さんは、そのあとむしろ、ある種ことばというところにこだわりがあるというか、ことばが立ち上がってくる場に入るというか――。

鷲田　うーん、ちょっとちがうかなあ……。

菅原　私のほうからちょっと注釈をつけると、私がサルをやってたときのいちばんの自信作だったと思うのは、「ニホンザル、ハナレオスの社会的出会いの構造」[3]っていうやつです。そこにはメルロ＝ポンティが一切出てこなくて、徹頭徹尾ゴフマニアン的な用語体系を使ってた。グイの身体的関わりを英語の論文で書いたときも軸になったのはゴフマンでした。[4]これは『身体の人類学』（河出書房新社、一九九三年）の原型になった仕事ですね。でもそこで振り返って、カラハリのフィールドで自分はちっとも楽しくなかったという気分――ニホンザルのオスをひたすら追いかけてゴフマン的に記述するなんていう途方もないことを考えていたときよりも、なんかやっぱりひいひい言ってデータを集めているっていう不甲斐なさ、ものすごい行動主義的な禁欲を自分に課してるっていうことの、まるで自分が固く閉じているみたいな――とくに最初の調査のときその感覚が強烈だった。二度目の調査のときは挨拶行動だったから、まだしもインタラクティヴなダイナミズムだったんだけど……。グイの世界についても、ほんとうにのめりこんでいったのは会話の分析を始めてからなんだよね。そこでやっぱりことばというものの底知れなさみたいなものに出会っちゃったんだけど、でもそれについてはいつも、内心は後ろめたく思ってたわけ。つまり、けっきょくおれも言語中心主義に行っちゃうのか、みたいなね。

佐藤　身体の人類学と言っておきながら。

菅原　そう。ますます「これは転向やん」と思ったのは年長者の生活史の語りを収録するようになったとき。年長者の生活史の語りこそ、まさに普通にやったら言語中心主義への屈服みたいなもんじゃん。これをどうするか、というところでやっぱりメルロ＝ポンティが『知覚の現象学』の段階で言っている……。

鷲田　parole parlante と parole parlée、「語ることば」と「語られることば」じゃない？

菅原　ああ、そうか。いやそこまでややこしくなくて、英訳では genuine gesture って書いてありましたね、「ことばとは真正なる身ぶりである」（『知覚の現象学Ⅰ』三〇一頁に対応）。それを私は「語りの表情」というふうに読み替えたのだけど、だから生活史の語りでも、なんとかその語りの表情みたいなものを浮かび上がらせなければ、みたいな感じで。意識的に反復だとか、同調性だとか、ときには調査助手の合いの手だとか、そういったものに注意を凝らすということには努めているんですが、でも素材が口頭のテキストだから「身体の人類学からの転向だ」ともし非難する人がいたら、あんまり切り返せないかもしれない。だから佐藤さんのふった話に対して、私のコメントはそんな感じ。鷲田さんが不満そうな顔をしてたのは？

◉ことばの肌理

鷲田　よくわからへんのやけど、年長者の語りというときには、ふたつ考えられますよね。ひとつは民俗学がやるような「聞き書き」っていうのが一方にあって、それは語られた内容に定位します。菅原さんがやってらっしゃるのはむしろ中身じゃなくて、「会話の構造」、「語りの構造」なんですよね？

　会話の内容である物語自体の構造と、会話の構造自体と。でもぼくはもうひとつあるような気がして。ここに身体性という問題が出てくるかと思うんやけど、これはミケル・デュフレンヌ（一九一〇–九五）という美学者が言っていることですが。彼は「ことばっていうのはテキストゥーム」、ラテン語で「織物」だって言うんですよ。そこからことばの二面性が出てくる。ひとつはテキスト

［3］菅原和孝　一九八〇「ニホンザル、ハナレオスの社会的出会いの構造」『季刊　人類学』一一（一）：三–七〇頁。
［4］Sugawara, K. 1990. Interactional Aspects of the Body in Co-presence : Observations on the Central Kalahari San. *Senri Ethnological Studies* 27: 79–122

――つまり「何を言っているか」。でももうひとつ、テクスチャーっていうのがあると。「ことばの肌理」。ことばの感触、あるいは声の肌理って言ってもいい。

一方で、ことばとして何が語られているか（recit）というのがあって。彼がうまいこと言うのは、われわれはテキストとしての他人のことばを聞きそびれることがあるように、肌理としての他人のことばを聞きそびれることがあると――。これがぼく大好きで。つまり、「いま何を言った？」、ほかのことを考えてて聞きそびれたというのはテキストとしてのことばを聞きそびれている。反対に言っていることを全部聞いてはいるんやけれども、聞かれた方はちっとも聞いてもらった感じがしない。

「「いまのはどういう意味？」って聞かなくたって伝わってるんちゃうの？」というのが、テクスチャーの方なんですよね。ちゃんと聞いてもらっている、受け止めてもらっている、それがある種ことばの身体性という問題とつながっている。会話の構造とか語られた内容の中身を分析するというのは、ある種言語の地平から出ないと思うんだけれども、もちろんことばの肌理って言ったけれども、会話構造の分析のなかにも、同時発話は単純にことばだけでやるのではなく、共振するじゃないですか。だからほんとうはそこにも身体性が出てくるんだけれど、より強く出てくるのはテクスチャーとしてのことばのなかなんだと思います。声を聞くだけでいやだとか、ほっとするとかあるじゃないですか。

二〇一一年に刊行した『「ぐずぐず」の理由』（角川選書）ではまさに、テクストとテクスチャーが一体化していくオノマトペについて書いたんです。音を聞いただけでわかってしまう。ぼくがここで論じたかったのが抽象化です。抽象化作用は思考作業だと思われているけれど、感覚にだって抽象作用はある。それがオノマトペだっていう。たとえば「ゴロゴロ」とか「カラカラ」はあんまり抽象化してないんだけれど、ほんとうに身体的にわかるじゃないですか。石でもコロコロ転がるのとゴロゴロ転がるのではちがうというのがわかるけど、ぼくが発見したのは、オメオメ。ようお前オメオメ出て来たな、ノコノコ出て来たなというもの。これはどう考えても感覚的にはわからへんのに、ぐっとくるじゃないですか。オメオメとかノコノコっていうのは、直接的な身体じゃなしに規範的な判断が入ってるんですよ。

菅原 なんか、つらそうな状況（笑）。

鷲田 そうそう。オノマトペってあんまりろくなもんがないんですけど（笑）。だから感覚にも規範的な判断ができる抽象力があるんだなと。通常の擬態語、擬声語というのは、身体性と意味とがクロスするところがわかりやすいんですけどね、オノマトペのなかにはそういうよくわからんものがあるんですよ。

◉人工的インタビュー状況

菅原　テクスチャーではなくて、むしろ会話の組織化の話になってしまうのかなと思いながら、私が年長者の語りに焦点を移してから、自分なりの工夫としてやっているのは、妙なことばで「人工的インタビュー状況の設定」というやつです。とにかくビデオカメラを三脚の上に据えっぱなしにして、私と語り手と調査助手の三者交渉をひたすら撮影して、それを会話分析の手法で分析する。

鷲田　それってまったくせんだいメディアテークと一緒やね。濱口竜介と酒井耕の両監督がそうだし（映画『なみのおと』二〇一二年、『なみのこえ』[5]『うたうひと』二〇一三年）、瀬尾夏美さんと小森はるかさんというのは芸大出の修士の方なんですが、震災で卒業式がなくて。それで自動車に乗って……。

菅原　その人たちは、一度京大に来た？

佐藤　そうそう、それで菅原さんにうちのめされて帰って行ったのをばねに、がんばったっていう……。

鷲田　おおおお。ぼくは彼女たちについて論じているんですよ。おばあさんがいるでしょ。それでこたつを囲んで、瀬尾さんが座って延々とぺちゃぺちゃ話を聞く。それで小森さんがそれをずっと黙って撮影しているんです。

佐藤　瀬尾さんと小森さんは京大に来たときに、自分たちがやっていることに対して、ある種反発を受けたことを大事にしようとしていました。震災直後じゃなくて、しばらく時間が経ってから京大で報告会をしたときに、やっぱりある程度時間が経つとみんな地震に対する身構えみたいなものができていて、その身構え自体はそんなに簡単に自分たちで語ったことで動かされない、と。だからこれはもしかしたら、私たちが見てきたことをただしゃべるだけでは何も現地のことは伝わらなくて、ちゃんとそれをある種の表現にまで高めないといけないと、そのとき思ったたって言ってました。

鷲田　それを今度開発したんです。ロンドンに行っているあいだに瀬尾さんが開発して、また陸前高田に帰ってきて彼女がやっているのは、おばあちゃんにやっぱり話を聞くわけですよ。震災の話とか。それをテープから起こして文章に書き直しつけ足しもするんです。で、それをもう一回おばあちゃんに渡して、おばあちゃんに朗

[5]『小説トリッパー』（朝日新聞出版）二〇一三年秋号に鷲田による二人のインタビューがまとめられている。

読してもらって、それを映像に撮る。そしたら、普通他人の文章の朗読だったら慣れないし、棒読みになるのに、自分の語ったことが、自分の裸のことばじゃなしに、ある種整理されたことばで書かれているときのその文章を読む。それがすごい斬新な手法やなあと思って。[6]

佐藤　伝わるようなかたちに変換しようということに関して、技術的なことを含めて、すごくいい刺激になったって言ってましたね。

●震災と死者たち

菅原　でも私はやっぱり3・11以降の話は、自分で封印している部分がある。私は瀬尾・小森の二人に対して、A3裏表のけっこう長い文章も書いたんですけど、そこに私の戦後日本に対する怨念みたいなものが出てしまって……。あの戦争では、震災の死者や行方不明者の数よりも途方もない規模で人が死んだ。しかも恐ろしいことにそれは人間が引き起こしたものだった。私がこだわっているのは、思想の問題として自然災害による大量死というのをどう向かい合えばいいかということ。ただいわばその蝶番が外れちゃったままの自分がいる。けどあの戦争の場合は、はっきりとひどいことをやった人々というのがいたわけだし、そのことをうやむやにしたまま戦後日本というのがいままであった。つまりあの大量死というのは、もちろん広島長崎での慰霊祭はあるけれども、根本的には忘れられている。東京大空襲のことなんて川田順造さんが延々と考えているけど、いまの都民で大空襲のことを生々しく思い起こす人なんて、ほとんどいないだろうと思います。それで3・11の大津波でたくさんの人が死んだことを絶対忘れないって、いま力んでも、お前らどうせ忘れちゃうだろと思ってしまう。

鷲田　だけど、もうひとつある。もっと死者の多い出来事が。

菅原　太平洋戦争よりも？

鷲田　堕胎《だたい》です。

菅原　おっと、そう出たか……。

鷲田　それは日々忘れている、というか覚えないようにしている。そのいちばんいびつな形はいわゆる再生医療。例えば基礎医学研究などで広く利用されているES細胞は、それを作るために廃棄用の受精卵を使っていて、生命の可能性、ひょっとしたら命になったかもしれないものを、たとえ廃棄されるものであったって、殺してもいいのかって、ものすごく精密に議論したでしょ。ぼくもその委員をやりました。なのに、堕ろされた胎児についての研究的使用についてはまったく議論がなされず、野放しじゃないですか。そのいびつさ。まだヒトになっていない存在については詳細に議論されるのですが。

菅原　私がいま意表を突かれたというか、ちょっと脱臼したのは、けっきょく私の戦後日本に対する憤りというのは、『風流夢譚』（一九六〇年発表）を書いた深沢七郎（一九一四-八七）とか『政治少年死す』（一九六一年発表）を書いた大江健三郎（一九三五-）みたいに天皇にふれればテロルの標的になる、というような日本の戦後というものを受容したままで、いま自然災害による大量死のこと向き合おうとしても、私はいったいどういう思想を組み立てたらいいのか……。もちろん原発の即時停止というのは、私の思想的課題になっていますが——。

鷲田　今回の件では、思想の問題として原発は、はるかにおおきい。

菅原　そうですね。

佐藤　鷲田さんが臨床哲学を考えだされた大きなきっかけには、やっぱり阪神大震災（一九九五年）を間近で経験されたということがありますよね。それと同じように、間近で大量死を見るということ、まさに自分の苦痛として受け入れて、そこからその出来事について考えていくというめちゃくちゃ真摯なことをやっている人が、いまの若い人たちのなかに、数としてはわずかですけど、いるというのは、太平洋戦争を忘却の穴のなかにつきおとしてそれを感じることができなくなっているという問題とはべつの道から、その忘却の穴に引き込まれないための方法を探っているように思います。

7　フィールドワークをめぐって

◉フィールドを選ぶ

鷲田　岩波新書の『哲学の使い方』（二〇一四年）に書いたみたいに、ぼくの臨床哲学の授業にも二つあって、ひとつは現場へ行って話を聞く哲学のフィールドワーク。ケアというテーマでやったときでも、あんまり病院や看護師さんにインタビューとかしなかったんですよ。そうじゃなくてケア＝看護、介護、介助、みたいなね。とにかくケアという概念を人類史的に拡大したかったんですよ。それで建築家や、風俗で働く女性、前衛の華道家中川幸夫（一九一八-二〇一二）と会ったり、アクターズスクールに行ったりして……。人を支えるとか世話をするっていうケアの概念っていろんな次元があると思うんですね。それをいっぺん消えるとこまで拡大してみようと思って。そういうフィールドワークっていうのをやってて——。

［6］瀬尾夏美・小森はるか『波のした、土のうえ』二〇一四年

もうひとつは哲学を一人の頭のなかでやるんじゃなしにダイアローグとしてやる。ソクラテスは一番の哲学の手法はダイアローグなんだと言った。それへの原点回帰です。反省するというのは、たんに自分と自分が対話するっていう、対話の縮小版にすぎないと。ダイアローグこそ哲学なんだと。この二つを一五年ほどずっとやってきたんですね。

そこで菅原さんに聞きたいのは、哲学がフィールドワークするっていうときに、考えてもわからないものすごいやましさがあるんです。哲学ですからケアやお笑い、政治、教育の現場、ありとあらゆるところがあるじゃないですか。それをやり抜く人たちから本当に大事なことを聞き取るときに現場をどう選ぶか。ぼくらはケアからはじめて看護の世界に行ったけど、なぜここなのかっていう正当化ができないんですね。お笑いで吉本でもよかったんじゃないかと言われると、「うっ」と詰まる。なぜこの現場を選ぶかっていう問題をどうやって思想的に理屈づけられるのか。もうひとつは、ある種の「ルポライター」とどうちがうんかということ——。一回だけ行ってええとこだけ取ってきて、ぱあっと帰って、あと二度と行かない、っていうね。

そういった「ルポライター」って基本的にエエトコどりで、あとのしがらみに付き合わないじゃないですか。瀬尾さんたちはそこがちがうところでね。でも、ぼくらもその「ルポライター」に似ているところがあるんです。話を聞いて帰って文章にして、本やら論文にする。で、また新しいフィールドを探すというのが正直なところなんですよね。それを自分が思想的に正当化できないことと、そのやましさ。でもひとりでできることって限られているから、どうしてもいろんなテーマに挑戦せざるをえない。これがぼくのなかでね、スカッとしないんです。

菅原　ほんとにずっこけちゃうような答えしかできないのですが、フィールドを選ぶというのはやっぱり偶発的だとしかいいようがない。

私が十数年前から始めている静岡県水窪《みさくぼ》町の民俗芸能、田楽のことです。九八年だったか、一度ブッシュマンの調査許可が失効しちゃって、もう取れないかもしれないって思ったんですね。そのときに、このままフィールドワークから引退するってやだなあって思って、それでやはり日本でフィールドワークしたいなあって思ったんですよ。そのときにいま琵琶湖博物館の館長をやっている篠原徹（一九四五－）さんが日本の山村研究の第一人者なんでね、彼に会ったときに、日本でフィールドワークするとしたら、しかもぼくは山登りが好きだから、趣味と実益を兼ねてやれるいいところないですかねって言ったら、篠原さんがまったく迷わずに、「そりゃあおまえ水窪だ」って。じつは彼、むかし植物利用に関する民俗資料調査っていうのを水窪でやってたんですね。それで「おっ」と思って。しかも大学の実習授業もそれでやっちゃえと思って行った。あとから聞いたら日本民俗学では水窪の田楽ってすごい有名なものだったんですけど。で、趣味と実益だからフィールドワークの真似事をしつつ、ひまさえあれば山登りすればいいんだっていう感じで行ったら、ある民俗資料館で西浦《にしうれ》の田楽《でんがく》のビデオに対面しちゃって。映像を見て、これはただごとではない、鬼気迫るものがあるなと――。

その後主宰者の別当さんのところにインタビューに行く機会があって、そのとき私たちは、京都市立芸術大学の藤田隆則という民族音楽学の専門家と滋賀県立大学にいる細馬宏通っていう認知科学的なジェスチャー分析をやっている専門家、計三人の共同研究チームという感じでアプローチしたんですね。

別当さんは、いわば天皇みたいなひとなんですが、もうひとりナンバー2のある人が、私たちをエンカレッジしてくれたんです。「いままで学者先生はなんぼも来た。だから学者先生が来ることには驚かんが、あんたたちは練習場面から見せてくれというのでびっくりした。これは変わった学者先生だ」と。「だけどそれでぼくらはきみたちを信用することにした」と。

お祭りでやっているってことは氷山の一角にしかすぎなくて、ぼくらのほんとうのところは練習にこそあるのだから、なんでもビデオに映してくれと。あまりにもなんでも見せてやるというので、私は半信半疑で、「父親から長男に口伝で伝えられる大事なこの秘儀をビデオに撮っていいんですか」ってこっちが恐縮して聞いたら、別当さんがせせら笑って、「舞はこころで舞うものだから、ビデオに撮られたくらいで舞の奥義がわかるわけないだろう」って言われて――。

それから十数年ずうっとお付き合いしてます。私がフィールドワークは長くなきゃ意味がないと思うのは、舞手さんたちが本に書いたことをすごく喜んでくれたことです。いちど宇治で国民芸術祭とかいう文部科学省肝いりのフェスティヴァルがあって……。

鷲田　それの基本構想の委員長やりました（笑）。

菅原　それに来たんですね。ついでに京都で遊びたいというので、舞手全員が入れる飲み屋を私が予約して、一晩楽しく酒を飲んだら向こうさんも大喜びで。おととしは、京都芸術センターで京都市立芸術大学の企画があったので、またお招きして。こういうふうにどんどん付き合いが深くなっていく感じがすごく気持ちいいところがあって。西浦田楽の場合はいろんな学者仲間から「そんなのやってなんの意味があるの」と言われながらもこんな具合にやってきた。

おもしろいのはね。若者は年長者がうっとうしいので、若者だけ自宅に集まって練習したりするんです。私はその場面をビデオ撮影したんですが、これが、じつにおもしろかったりしてね。それを今度は、京大でナンバー2が講演してくれたときに、思い切って青年たちが自宅でやっているシーンを見せちゃったんです。

そしたら自分の息子がね、こっそり練習しているというシーンを見て、おやじさんはちょっとうるうるしちゃってね。こんなことやってたのかあいつら……とか言って。感動していらっしゃるのを見ると、やっぱり理論的には意味ないじゃんっていう話でぼしゃらずにやりつづけてきてよかったなと思います。

鷲田　ちょっと質問を変えるとね、ぼく自身もなぜこれじゃなしにこの現場なのか、この理由づけって偶然だとは思うんですよ。いちばんぼくが聞きたいのは、理由付けはあとでもかまわないから、目のつけどころ——。例えば、さっきの話でも菅原さんは、歴史的におもしろいところがあるし有名なこともあった、また山へ登るという邪心もあった。あったかもしれないけど、なんかここじゃないかっていう目のつけどころがあるっていうことが、理由にあると思うんですよ。

菅原　もちろん身体技法っていうことばは気になっていたし、民俗芸能なんてそのかたまりみたいなものですね。とにかく継承しなけりゃ意味がない。

鷲田　でもそんなものはいっぱいあるじゃないですか。歌舞伎の弟子を育てるのとか——。

菅原　ああいうハイカルチャーはやだな（笑）。

ブッシュマンはもっとしけた話で、最近はやりの社会関係資本みたいな感じ。カラハリ調査チームはある種の社会資本と化してるんですよ。田中二郎さん（一九四一—／京都大学名誉教授）というパイオニアが切り開いたフィールドに、おまえは霊長類学の手法で人間を観察してはどうだって言われて、そこで二郎さんと私の調査チームというのができて、そこにどんどん人を引き入れてく。それをいうなら幸島のサルだって、いちばん個体追跡しやすいフィールドだと指導教員の河合雅雄さん（一九二四—／京都大学名誉教授）にすすめられて——。私はその前に白山をやっていたのだけど、白山は私みたいに冬山の経験がない人間は、命がいくつあっても足りない、みたいなことを言われて。「お前みたいなボケが白山なんてやったらあかん」、みたいな感じで（笑）。そして泣くなく幸島に行って、ハナレオスの個体追跡をしたんです。そうこうしているうちに、河合雅雄さんはゲラダヒヒの大研究をなさって、そのときにぜんぜんちがうフィールドで雑種ヒヒに出会って、「これだ！」って言う。「菅原くん、雑種ヒヒやってみんかね」って言われ――、そして私はいちもにもなく飛びついて。学部のときに伊谷さんのゼミでマントヒヒに関する有名な論文とかを読まされて、「マントヒヒってなんて不思議なサルなんだろう」ってずうっとマントヒヒに対するあこがれがすごい強かったんですね。雑種ヒヒというのはマントヒヒともう一種類のヒヒの雑種だと。その意味ですごく他力本願に選びました。

鷲田　その河合さんの、「これだ！」っていうのはどこから来るんですかね。

菅原　雑種ヒヒの場合ははっきりしていて、社会というのは本能か学習かっていう、霊長類学のなかの一番のドグマですよね。

◉フィールドワークの長さ

鷲田　もうひとつの、「長ければ長いほどいい」っていうのは？

菅原　それがやっぱりブッシュマンなのかな。短いフィールドワークを小刻みにすることに忸怩《じくじ》たるものがあるというお話に対して、私が「いや、短くてもぜんぜん大丈夫ですよ」と言い切れないところは、異文化で調査したときに、異言語という底なし沼みたいなものに直面するんですね……。私がやっているフィールドは、たまたま言語学者（中川裕東京外国語大学教授）折り紙付きの、世界で二番目に音韻構造が複雑な言語だと。ブッシュマン語にはクリック音がありますからね。それ以外に、とくに年長者の語りを聞いていて考えているのは、私の最終的な夢は、柳田国男（一八七五－一九六二）の『山の人生』（一九二六年刊行）の向こうを張って『原野の人生』を書くことです。

佐藤　質問なんですけど、『フィールドワークへの挑戦』（世界思想社、二〇〇六年）のなかで、「人生至るところ、フィールドあり」とありました。若い人たちが卒業論文のためのフィールドワークをすることをすごいエンカレッジされてましたね。それはどうですか？

菅原　フィールドワークっていうのは別に「知の技法」じゃなくて、生き方の問題なんだという主張だったから。フィールドワーカーとしてのまなざしを持つということは、たとえばあなたがシンクタンクに就職しても、そのシンクタンクでの実践というものをフィールドワーカーとしていつも見つめ直すということが、あなたの人生をのびやかにするという、そういう話です。

佐藤　でも、それでいったら臨床哲学を実践するひとが生涯臨床哲学者として生き抜いていくということも、長いフィールドワークと見ることができるんですか。

菅原　それは個別的な対象に関してはそうでしょう。

ある種の完結性というのはどこかで訪れるんですかね。

鷲田　それもむずかしい。現場というのはクリニコス、つまり臨床医の比喩を使っているから、患者さんが寝ているところに出かけていくというのが本来なんです。そう考えると、いま病院には臨床医というのが一人もいないんですよ。患者さんが来るのを待ってるわけですから。いつも病院で講演するときは、最初にそう嫌味をいって、「今日は臨床医の先生ひとりもいはりませんね」って（笑）。

菅原　へええ。でも江口重幸さん（本書コラム5）を執筆）は夜勤のときに、ずっと入院している精神病の患者さんの病室をよく訪れて、長々と話しこんできたらしいですね。

鷲田　いやいや。病室どころか、おうちに、つまり生活の場に行くというのが本来の臨床医ですよ。臨床医っていうのは正確にはその人たちだけを指すんです。

佐藤　でも往診してくれるところっていまはほとんどないですよね。

鷲田　いや、いまは逆でまた増えつつあるんです。地域医療でポイントがつくから。

8　哲学の現場

◉フィールドワークの完結性

鷲田　実は質問はもうひとつあります。「現場に行く哲学者」っていうのはことばではすっと言えるんだけど、それは外から現場のなかへ入っていくということでしょう。でもそんなのは本当にフィールドワークって言えるんだろうか。現場って言っていいんやろうかって思いがあって……。「哲学の現場」ってなにかと考えたら、これは臨床哲学を否定してしまうけれども、教室とか、それでなくても職場の会議室とか、集会であるとか、ジャーナリズムとか。哲学は言論の行為ですから、哲学がロゴスの学だとしたら、哲学の現場ってやっぱり言論の立ち上がる場所そのものやないかと。料理してはる人の様子を見て、話を聞いてというのだったら、これは単なるインタビューとかルポルタージュなわけで、これを哲学にとって現場って言っていいんだろうかっていうのが三つ目の難儀な問いですね。

菅原　だったら、大学院ゼミそのものを自己言及的にフィールドワークするというのも……。

鷲田　うん。でもそうすると臨床哲学の最初の面白さがなくなるんやね……。全然哲学と関係のない場所に行くのが楽しかったから。向こうの人も開いてくださるんですよ。同業者が来たら、スパイと思われて、「これをうまく使われへんやろうか」という警戒心がありますけど、哲学者が来ても、「どうせこんな人、なんにも持っていくわけじゃないし」って。なんでも見せてくれるし話も聞いてくれる。

菅原　ロゴスの立ちあらわれる現場は、べつに料理屋でもどこでもあって、広い意味でのロゴスはその実践から立ち現われているのではないでしょうか。

鷲田　ああ。ロゴスを言葉に限定しなくていいということですね。

菅原　そうそう。そう思えば、それに関してそれほど問題は発生しないと思うんですけど。むしろAというフィールドに、鷲田さん的にある種の完結性が訪れたと。会話分析のいちばん基本的な概念で「完結性の投射」っていう概念があります。つまり私たちが発話ターンをする一瞬一瞬で非常に小さな完結性が投射されていて、〇・五秒先の未来に完結性が投射されているわけです。相手のことばの合間に自分が言葉をさしはさんでいいのかなという判断の根拠は、小さな完結性が刻一刻と投射されていることを人間は認知しているからだと。

　これが会話分析の一番の基本パラダイムだと思うんですけど。でももっとこう大きな完結性をね、鷲田さんのお仕事では、料理屋さんなら料理屋さんの完結性が投射されていると思うんです。だから一応自分のなかで完結したと思う瞬間があったら、また新しいフィールドを求めるということは、おありなのかなあと思うんです。

◉新世代のファッションデザイナーたち

鷲田　でも、完結しないんですよね。ぼく、ファッションに関しては八〇年代の後半から九〇年代後半で、ぼくとしては論じきったという感じがあった。しかも小学生用の本から大人用の本まで書いたから、その思いがあったんやけどね。また、ぼくが論じたくって仕方がないデザイナーの仕事がある世代に集中していて、そのあとに後継者が出ていない、ぞくっとするやつが出ていないっていうのもあったので。まあ二つの理由が重なって、すうっとケアの方に行きました。それで、みんなは、「あいつは移り気やな。きらびやかなファッションをやって、急に今度は地味なケアに行った」って。でもぼくは逆にびっくりした。「なんで？　ファッションとケアっておんなじやないか」って。体を介して他者と関わるっていう。ぼくにとってはまったくおんなじ感覚で、おんなじものをちがう分野で見るっていうことにすぎなかった。

　でも、去年からまたメラメラとファッションへの興味がわいて。いまの三〇代がすごいの。三宅一生（一九三八－）や川久保玲（一九四二－）、山本耀司（一九四三－）らいまの七〇代の人らとおんなじくらいのすごい才能が、いま三〇代に集まっている――それも前の世代とぜんぜんちがうタイプの人たちが。

前の世代は、たとえばパリに乗り込んで、ジャポニスムだとかエキゾチシズムではない、「無国籍におれはパリで勝負する」って行ったじゃないですか。ある種のユニバーサルな次元に。いまの三〇代は、「べつにパリコレに行っても毎シーズン大きな資本のリズムでやっていかなきゃならないし」って感じで。

巷で流行とか言ってますけど、たとえばファッション界では使う生地というのはだいたい三年前から決まってます。そうでないと間に合わない。そういう大きなリズム、コントロール不能なものに自分を入れなきゃならない。それをいまの三〇代は嫌うんですよ。

ちょうどIターン、Uターンと一緒で、なんでも商売できればいいのではなくて、地産地消じゃないけれど、どこで作ってるかがわかったり、借金しなくて済むような金回りでやったりだとか、子どもができたら同じ世代で互いに手伝いあったりして、儲けが少なくてもそういうサイズで仕事をする。こういう感覚をもった世代からファッションデザイナーがいっぱい出てきている。

◉フィールドワークは終わらない？

鷲田　そんな感じで、菅原さんが田楽からアフリカからさまざまなところでフィールドワークされていることを考えたら、一緒のこととしてると考えたらいいのかなあと思うんですけど。

佐藤　フィールドワークも、たとえ一回終わったとしても、でもゆるやかな感じで続いていると考えられなくもないですけど――。

菅原　まあでも雑種ヒヒは終わったしな（笑）。このあいだセンチメンタルジャーニーな感じで自分のフィールドに行って、ちゃんと雑種ヒヒも見たんですけど。私が最後に調査をしてから二世代は変わってますからね。私は徹底的に餌づけ、人づけをしたのに、もうすたこらさっさ逃げちゃってね……。

もしね、Aというフィールドが底なし沼だなと思っても、ある種の完結をつけてBというフィールドに向かわれることを、後ろめたく思われるんだったら、このあいだの池澤夏樹さんみたいに、「いや、単純に一か所にいると飽きるんですよ」っていう答え方もあります（笑）。

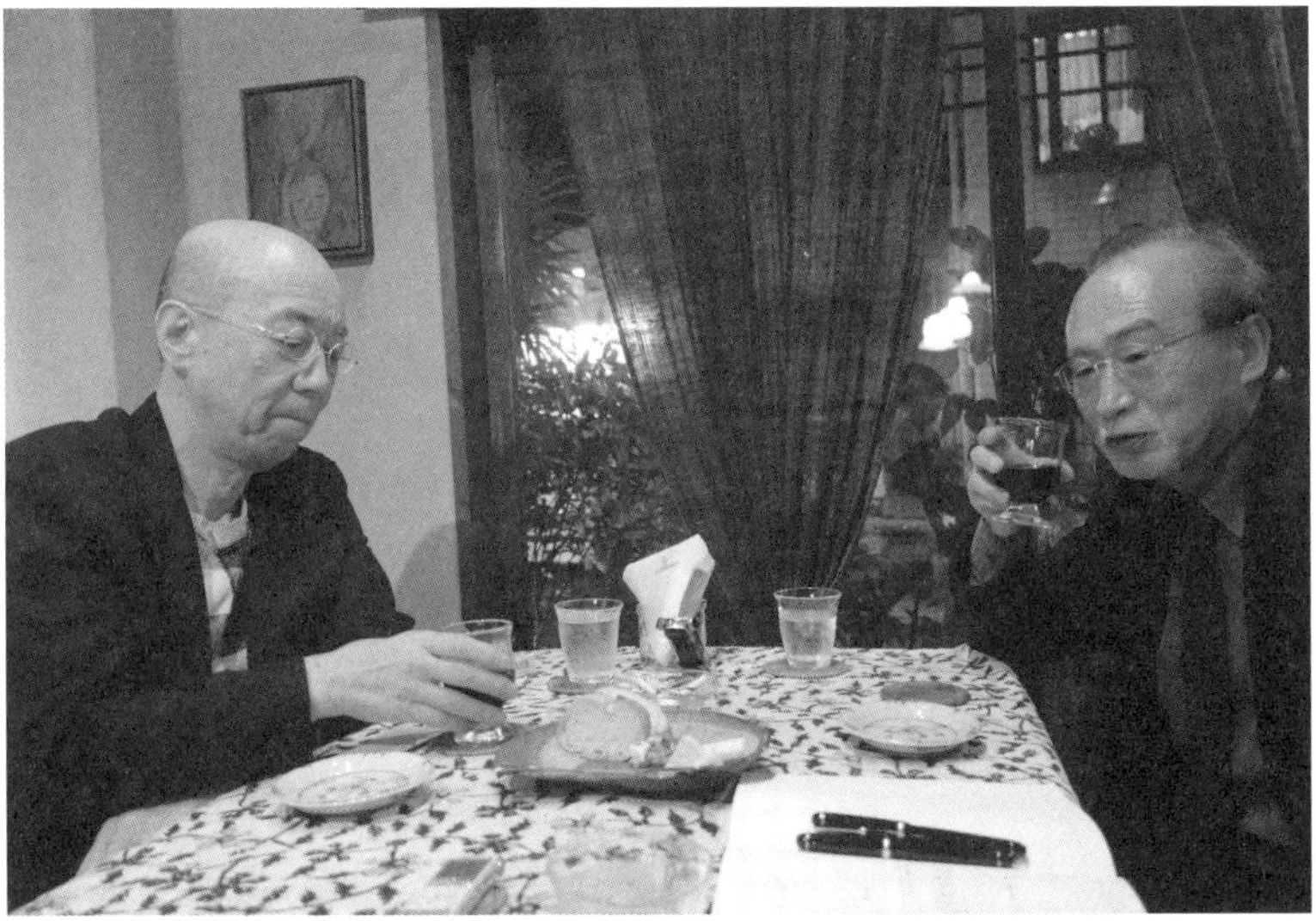

執筆者紹介（執筆順、＊は編者）

佐藤知久 ＊ *SATO Tomohisa*

担　当：はじめに、公開対談「認識は旅をする」、第1章、対談「フィールド哲学と臨床哲学」

略　歴：一九六七年生まれ。京都大学大学院人間・環境学研究科博士後期課程研究指導認定退学。博士（人間・環境学）。京都文教大学総合社会学部准教授。専門は文化人類学。

主要著作：『フィールドワーク2・0』（風響社、二〇一三年）、『はじまりとしてのフィールドワーク』（共編、昭和堂、二〇〇八年）他。

【菅原和孝への一言】

本当に色んなことを教えていただきました。ありがとうございます。これからもずっと、野心的にいきましょう！

菅原和孝 *SUGAWARA Kazuyoshi*

担　当：公開対談「認識は旅をする」、第11章、対談「フィールド哲学と臨床哲学」

略　歴：一九四九年生まれ。京都大学大学院理学研究科修了。理学博士。京都大学大学院人間・環境学研究科教授。専門は人類学。

主要著作：『ことばと身体―「言語の手前」の人類学』（講談社、二〇一〇年）、『ブッシュマンとして生きる―原野で考えることばと身体』（中央公論新社、二〇〇四年）、『感情の猿=人』（弘文堂、二〇〇二年）他。

梶丸　岳 ＊ *KAJIMARU Gaku*

担　当：第2章

略　歴：一九八〇年生まれ。京都大学大学院人間・環境学研究科博士後期課程単位取得満期退学。京都市立芸術大学日本伝統音楽研究センター非常勤講師。専門は文化人類学。

主要著作：『山歌の民族誌―歌で詞藻（ことば）を交わす』（京都大学学術出版会、二〇一三年）他。

【菅原和孝への一言】

定年退職おめでとうございます。退職後だからこその盛んなご活躍楽しみにしております。

中谷和人 *NAKATANI Kazuto*

担　当：コラム1

略　歴：一九八一年生まれ。京都大学大学院人間・環境学研究科博士後期課程満期修了。日本学術振興会特別研究員PD。専門は文化人類学。

主要著作：「芸術のエコロジーへむけて」（『文化人類学』第七七巻四号、二〇一三年）、「「アール・ブリュット／アウトサイダー・アート」をこえて」（『文化人類学』第七四巻二号、二〇〇九年）他。

【菅原和孝への一言】

いただいた学恩をいつの日かお返しできるよう精進します。

佐野文哉 *SANO Fumiya*

担　当：第3章

略　歴：一九八八年生まれ。京都大学大学院人間・環境学研究科博士後期課程。専門は人類学。

【菅原和孝への一言】

先輩方と比べたら短いあいだでしたが、大変お世話になりました。

渡辺　文 *WATANABE Fumi*

担　当：コラム2
略　歴：一九八一年生まれ。京都大学大学院人間・環境学研究科博士後期課程単位取得満期退学。博士（人間・環境学）。立命館大学政策科学部助教。専門は人類学。
主要著作：『オセアニア芸術―レッド・ウェーヴの個と集合』（京都大学学術出版会、二〇一四年）他。

【菅原和孝への一言】
両手いっぱいでもまだ足りない感謝を。これからますます楽しみですね。

田中雅一 *TANAKA Masakazu*

担　当：第4章
略　歴：一九五五年生まれ。ロンドン大学（経済政治学院）博士課程、Ph.D. 取得。京都大学人文科学研究所教授。専門は文化人類学。
主要著作：『文化人類学の誘惑』（世界思想社、二〇一五年）、『癒しとイヤラシ―エロスの文化人類学』（筑摩書房、二〇一〇年）他。

【菅原和孝への一言】
菅原さんを逆さ吊りにして一週間ほど放っておいたら、大量のニコチンとアルコールとカウパー氏腺液が畳の上に溜まるのでしょうね。これからもクールに走り続けてください。"If you want to run cool, you got to run on heavy fuel" です。

大村敬一 *OMURA Keiichi*

担　当：第5章
略　歴：一九六六年生まれ。早稲田大学大学院文学研究科博士後期課程満期修了。博士（文学）。大阪大学大学院言語文化研究科准教授。専門は人類学。
主要著作：『カナダ・イヌイトの民族誌―日常的実践のダイナミクス』（大阪大学出版会、二〇一三年）、『宇宙人類学の挑戦―人類の未来を問う』（共編著、昭和堂、二〇一四年）他。

【菅原和孝への一言】
どうぞ、これからも見捨てずに、可愛がってください。お願いします。

風戸真理 *KAZATO Mari*

担　当：第6章
略　歴：一九七三年生まれ。京都大学大学院人間・環境学研究科博士後期課程単位取得退学。博士（人間・環境学）。北星学園大学短期大学部・専任講師。専門は人類学。
主要著作：『現代モンゴル遊牧民の民族誌』（世界思想社、二〇〇九年）他。

【菅原和孝への一言】
文章を書く時、いつも菅原先生がともにいます。ありがとうございました。

佃　麻美 *TSUKUDA Asami*

担　当：コラム3
略　歴：一九八六年生まれ。京都大学大学院人間・環境学研究科博士後期課程。専門は文化人類学。
主要著作：「中央アンデス高地ペルーにおけるアルパカの「遺伝的改良」と種畜の取引」（『年報人類学』4号、二〇一四年）、「接触領域としてのアルパカ品質改良」（『コンタクト・ゾーン』五号、二〇一二年）。

【菅原和孝への一言】
菅原先生の講義によって人類学を知りました。今まで本当にありがとうございました。

松嶋　健 *MATSUSHIMA Takeshi*

担　当：第7章
略　歴：一九六九年生まれ。京都大学大学院人間・環境学研究科博士後期課程修了。博士（人間・環境学）。日本学術振興会特別研究員／国立民族学博物館外来研究員／多摩美術大学芸術人類学研究所特別研究員。専門は人類学。
主要著作：『プシコ ナウティカ―イタリア精神医療の人類学』（世界思想社、二〇一四年）、『自然学―来るべき美学のために』（共著、ナカニシヤ出版、二〇一四年）、『身体化の人類学―認知・記憶・言語・他者』（共著、世界思想社、二〇一三年）他。
【菅原和孝への一言】
退職されてからの研究がどのようなものになるのか楽しみにしています。

三原弟平 *MIHARA Otohira*

担　当：コラム4
略　歴：一九四六年生まれ。京都大学文学修士。四天王寺大学非常勤講師。専門はドイツ文学。
主要著作：『カフカ・エッセイ』（平凡社、一九九〇年）、『カフカとサーカス』（白水社、一九九一年）、『思想家たちの友情―アドルノとベンヤミン』（白水社、二〇〇〇年）他。
【菅原和孝への一言】
四月からこそ、また。

春日　匠 *KASUGA Sho*

担　当：第8章
略　歴：一九七三年生まれ。京都大学大学院人間・環境学研究科博士後期課程満期退学。京都大学研究員。専門は文化人類学、科学技術論。
主要著作：『小笠原学ことはじめ』（共著、南方新社、二〇〇二年）、『平和研究入門』（共著、大阪大学出版、二〇一四年）他。
【菅原和孝への一言】
今後ますます盛んな執筆活動の成果が拝見できることを楽しみにしております。

森下　翔 *MORISHITA Sho*

担　当：第9章
略　歴：一九八七年生まれ。京都大学大学院人間・環境学研究科博士後期課程。専門は文化人類学、科学技術の人類学。
主要著作：「不可視の世界を畳み込む：地球物理学における観測とモデリング」（『文化人類学』七八巻四号）他。
【菅原和孝への一言】
退職おめでとうございます。これからも「表象の手前の身体」で在られ続けられんことを。

大澤真幸 *OSAWA Masachi*

担　当：第10章
略　歴：一九五八年生まれ。東京大学大学院社会学研究科博士課程単位取得満期退学。社会学博士。専門は社会学。
主要著作：『恋愛の不可能性について』（二〇〇五年、ちくま学芸文庫）、『ナショナリズムの由来』（講談社、二〇〇七年）、『自由という牢獄―責任・公共性・資本主義』（岩波書店、二〇一五年）他。

【菅原和孝さんへのメッセージ】

あの日曜日の夕方、電子メイルに込められた私の必死の呼びかけを感知し、すべての仕事を投げうって即座にかけつけてくださった菅原さん。菅原さんが示してくれた本ものの友情が、生き続けるための力の源泉になりました。深謝。

江口重幸 *EGUCHI Shigeyuki*

担　当：コラム5
略　歴：一九五一年生まれ。東京大学医学部医学科卒業。東京武蔵野病院精神科医。専門は精神医学（文化精神医学・医療人類学・精神医学史）。
主要著作：『シャルコー』（勉誠出版、二〇〇七年）、『ナラティヴと医療』（共編著、金剛出版、二〇〇六年）、クラインマン『病いの語り』（共訳、誠信書房、一九九六年）他。
【菅原和孝への一言】
これまでにいただいた山のような無償の知的刺激に、あらためてこころより感謝します。

田村うらら *TAMURA Urara*

担　当：コラム6
略　歴：一九七八年生まれ。京都大学大学院人間・環境学研究科博士後期課程単位取得退学。博士（人間・環境学）。金沢大学人間社会研究域附属国際文化資源学研究センター特任助教／大学院リーディングプログラム文化資源マネージャー養成プログラム担当教員。専門は経済人類学・モノ研究。
主要著作：『トルコ絨毯が織りなす社会生活―グローバルに流通するモノをめぐる民族誌』（世界思想社、二〇一三年）、『フィールドワークへの挑戦―〈実践〉人類学入門』（共著、世界思想社、二〇〇六年）他。
【菅原和孝への一言】
良き師に恵まれて幸せです。今後も「すがわら節」をたくさんお聞かせください。

比嘉夏子 ＊ *HIGA Natsuko*

略　歴：一九七九年生まれ。京都大学大学院人間・環境学研究科博士後期課程満期退学。博士（人間・環境学）。日本学術振興会特別研究員（PD）／国立民族学博物館外来研究員。専門は人類学。
主要著作：『現代オセアニアの「紛争」―脱植民地期以降のフィールドから』（共著、昭和堂、二〇一三年）『フィールドワークへの挑戦―〝実践〟人類学入門』（共著、世界思想社、二〇〇六年）他。
【菅原和孝への一言】
本書に携わるなかで、先生の思想の奥行きと、それに感応した人びとの多さを、あらためて認識しました。ありがとうございました。

◉執筆者の略歴は二〇一五年三月現在のものである。

◉池澤夏樹・鷲田清一両氏のプロフィールについては、それぞれ公開対談「認識は旅をする」、対談「フィールド哲学と臨床哲学」扉部分に記載した。

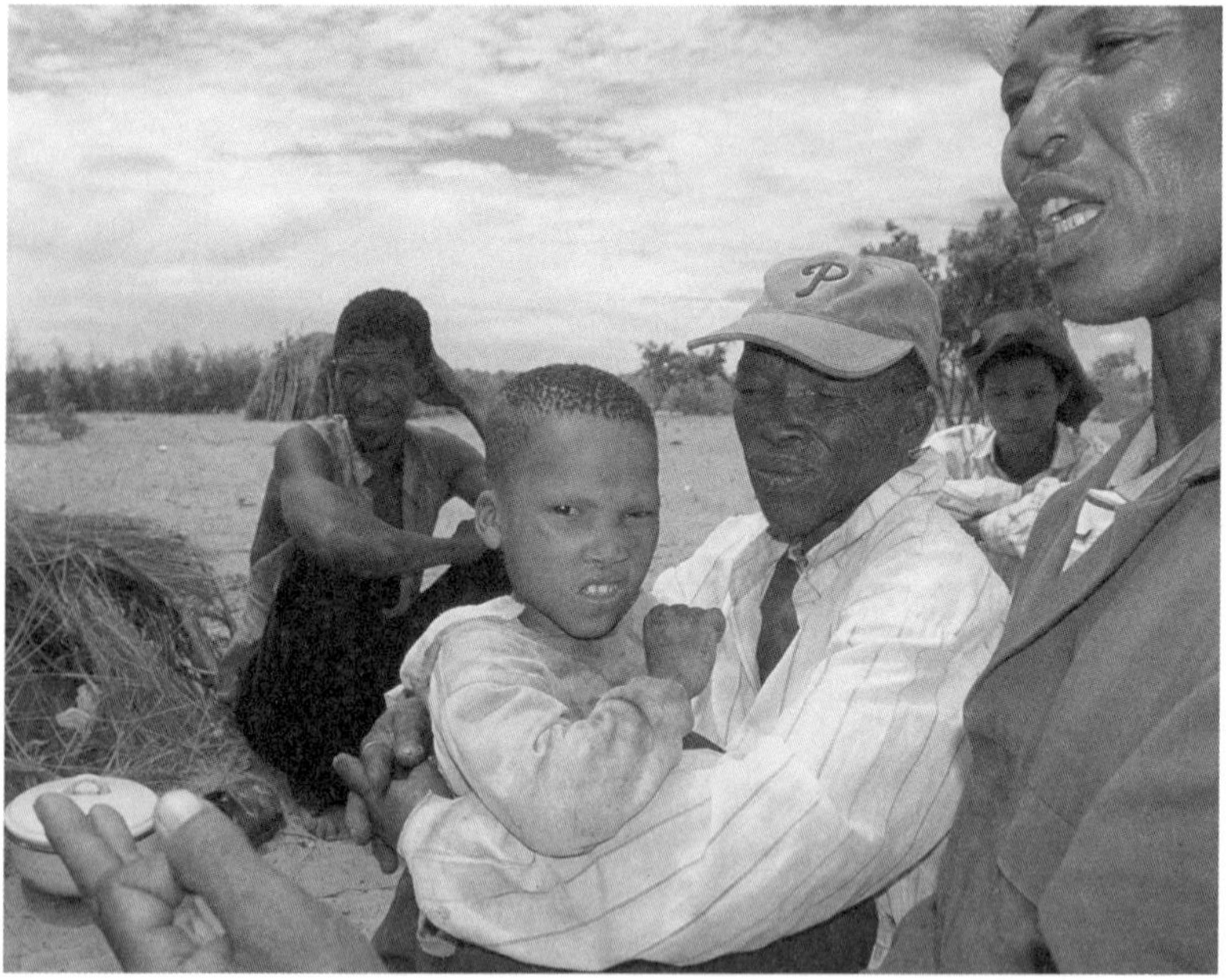

世界の手触り
フィールド哲学入門

2015年4月30日　初版第1刷発行　（定価はカヴァーに表示してあります）

編　者　佐藤知久
　　　　比嘉夏子
　　　　梶丸　岳
発行者　中西健夫
発行所　株式会社ナカニシヤ出版
〒606-8161　京都市左京区一乗寺木ノ本町15番地
Telephone　075-723-0111
Facsimile　075-723-0095
Website　http://www.nakanishiya.co.jp/
E-mail　iihon-ippai@nakanishiya.co.jp
郵便振替　01030-0-13128

装幀＝白沢　正／印刷・製本＝ファインワークス
写真提供＝風戸真理・梶丸　岳・木村大治・佐藤知久・菅原和孝・
　　　　　園田浩司・比嘉夏子・渡辺　文
カバー写真＝佐藤知久

ISBN978-4-7795-0910-0